［英］特拉维斯·艾略特（Travis Eliot）著　王杨 译

阴瑜伽

释放压力、缓解疼痛和提升运动表现的体式练习与方案设计

U0262364

人 民 邮 电 出 版 社
北 京

图书在版编目（CIP）数据

阴瑜伽：释放压力、缓解疼痛和提升运动表现的体式练习与方案设计 /（英）特拉维斯·艾略特（Travis Eliot）著；王杨译. -- 北京：人民邮电出版社，2020.6
ISBN 978-7-115-53722-5

Ⅰ. ①阴… Ⅱ. ①特… ②王… Ⅲ. ①瑜伽－基本知识 Ⅳ. ①R161.1

中国版本图书馆CIP数据核字(2020)第052469号

内 容 提 要

本书由在世界范围内享有盛誉的瑜伽教练特拉维斯·艾略特创作，是一本系统介绍阴瑜伽的著作。本书不仅介绍了瑜伽的起源，还以解剖学为基础介绍了阴瑜伽的基础理论，同时细致解读了大众常用的阴瑜伽体式，并提供了可以满足提高身体灵活性和柔韧性、改善睡眠、放松并恢复身体、调节神经系统等需求的9个阴瑜伽练习序列，以及适合与阴瑜伽结合练习的其他练习序列，非常适合瑜伽练习者和瑜伽教练阅读。

◆ 著　　　[英] 特拉维斯·艾略特（Travis Eliot）
　　译　　　王　杨
　　责任编辑　林振英
　　责任印制　周昇亮

◆ 人民邮电出版社出版发行　北京市丰台区成寿寺路 11 号
　　邮编　100164　电子邮件　315@ptpress.com.cn
　　网址　https://www.ptpress.com.cn
　　北京虎彩文化传播有限公司印刷

◆ 开本：700×1000　1/16
　　印张：15　　　　　　　　　　2020 年 6 月第 1 版
　　字数：277 千字　　　　　　　2024 年 11 月北京第 13 次印刷
　　著作权合同登记号　图字：01-2018-7365 号

定价：88.00 元

读者服务热线：(010)81055296　印装质量热线：(010)81055316
反盗版热线：(010)81055315
广告经营许可证：京东市监广登字 20170147 号

献给所有激励我在瑜伽道路上前行的老师们，
献给所有追寻智慧、平衡和理想的学生们。

目 录

第 1 章
瑜伽的起源

第 2 章
阴瑜伽的科学

第 3 章
阴瑜伽的体式

第 4 章
调息与冥想

体式索引

扫描右方二维码添加企业微信。

1. 首次添加企业微信，即刻领取免费电子资源。

2. 加入体育爱好者交流群。

3. 不定期获取更多图书、课程、讲座等知识服务产品信息，以及参与直播互动、在线答疑和与专业导师直接对话的机会。

序言

阴瑜伽受欢迎的程度呈爆发式增长是有充分的理由的。我们在日常生活中进行阴瑜伽练习会获益良多，而特拉维斯的书就是指导我们进行练习的指南。特拉维斯以发现阴瑜伽具有治愈身体和开发身体潜力的个人经验为基础，专业地带领我们走向由理论向实践转型的道路。

我第一次见到特拉维斯是在西班牙一个由我执教的教师培训课堂上。课堂的主要内容涉及瑜伽医学、筋膜放松等，在课堂上我和特拉维斯互相讨论，我们都对实践这些课程理论能为身体带来的诸多益处感兴趣。阴瑜伽练习之所以能为身体带来诸多益处，有许多原因，其中一个重要的原因就是对筋膜的影响。筋膜是一种结缔组织，可形成三维支架，从头到脚相互连接，为身体提供支撑和保护。锻炼筋膜对于身体治疗来说是一个重要手段，无论是通过他人（如按摩和其他形式的身体运动），还是通过自己（如自我肌筋膜放松和阴瑜伽练习）完成。锻炼筋膜非常重要，这样做身体组织可以轻松地相互滑动并保持适当的水合作用、神经反馈、柔软度和弹性。

紧绷和受限制的筋膜会造成身体其他部位紧张，从而产生疼痛或限制身体某些部位的活动范围，这是我们现在的生活中一种非常常见的状态。虽然哈他（hatha）瑜伽练习可以长期缓慢地重新训练软组织，但是进行阴瑜伽练习可直接锻炼筋膜，大幅加速软组织改变，并有助于保持筋膜和其他结缔组织的柔韧性和强度。阴瑜伽是一种刺激身体进行自我修复的极好方法，且适用人群范围也非常广，包括专业运动员、护理人员、医生、白领等。作为一个瑜伽教师和医疗保健服务者，我发现这类对保持身体组织健康和整体身体健康具有显著作用的瑜伽却依然被大家忽视。

另一个值得了解的方面是阴瑜伽练习可以让我们以内省、自察的方式，更好地适应体内能量的变化。

肾上腺素激活交感神经系统（sympathetic nervous system，SNS），启动我们的日常生活，而副交感神经系统（parasympathetic nervous system，PNS）会削弱和降低交感神经系统的适应能力和反应能力。

体能要求更高的瑜伽，如动态瑜伽和阿斯汤加瑜伽，可以强化由交感神经系统控制的身体部位，而阴瑜伽可以强化由副交感神经系统控制的身体部位。如果只做体能要求很高的瑜伽练习，那就只会获得一半的效果。练习阴瑜伽能帮助我们建立平衡，这对我们的健康至关重要。

　　阴瑜伽、调息及冥想都有助于协调重要的副交感神经系统，即使在繁忙的日常活动中，也能使我们很容易平静下来，并能让我们自我恢复。投入一些时间，以这样的方式进行休息，可有效缓解积累的压力，并有助于预防由压力产生的健康问题，还有助于我们学习技能，从而在遇到挑战时减小自己的压力。这不仅能够让我们在情绪紧张的时候恢复平静，还可以改善我们与他人的关系、对孩子的养育观，甚至对职业生涯都会有所帮助，这些都会在我们生活的各个群体中产生连锁反应。

　　特拉维斯在这本书中强调了瑜伽练习的 3 个要点：找到自己的边缘、恢复静态和让时间流逝。在我看来，他所指的冥想状态是一个我们能够产生诸多内部生理效应的状态。在这种状态下，神经系统会重新校准，并会放大练习的效果。静态是一种极其重要的状态，它不仅可以放松肌肉，还可以放松更深层的结缔组织，为神经系统创造空间，以吸收瑜伽练习带来的效果，并将这些作用传送至身体的其他部位。练习阴瑜伽能使我们完全放松，并且我们会喜欢上这些练习，因为这些练习为身体的休息、恢复和治愈提供了空间，让结缔组织变得更强壮，让身体变得更健康。我们通过阴瑜伽练习中的静态能够发现练习阴瑜伽其实是非常简单的，练习阴瑜伽是缓解现代生活压力的有效方法。

　　这本书为你开始这种有效练习和在未来有所收获提供了所需的工具。阅读这本书，你可以从世界知名的教师那里获得指导和灵感，他们会帮助你找到适合自己的瑜伽学习之路。你遇到的特拉维斯是阴瑜伽教学的高手。

——蒂法尼·克鲁克香克

前言

当发现令人惊奇的事物时，你希望能够与尽可能多的人分享这个事物，这是理所当然的事情。我因车祸导致身体受伤，并且为此感到害怕和沮丧，直到我发现了阴瑜伽，生活发生了改变！

我是一名教师，在圣莫尼卡的力量瑜伽课程结束时，开始教授阴瑜伽。因为那时候阴瑜伽课程极其少见，所以它当时被称为瑜伽拉伸课程。有很多人都喜欢这个课程！对此我感到惊讶，我以为人们会觉得很无聊。我的意思是，谁想坐在那无所事事，找出身体不舒服的地方，面对具有挑战性的精神世界？此外，当你处于安静的状态时，会使自己又陷入某些已经摆脱的事情的纠缠，并且这些事情可能会进一步束缚着你。你需要与这些事情对峙，这便形成一种挑战。在阴瑜伽练习中，安静的状态可以帮助你面对这些事物，并触发身体、情感和精神加以应对，从而全面改善健康状况。幸运的是，我执教的第一堂阴瑜伽课上的学生们获得了这种能力，于是这门课很快就受到更多人的欢迎。

我便从那时开始从事阴瑜伽培训工作。虽然很多人并没有一开始就对阴瑜伽产生兴趣，但我确实注意到它发挥了一定的作用。学生们告诉我，他们的长期伤病开始慢慢恢复，睡眠得到了极大的改善，身体变得更加灵活，压力也减小了，最重要的是，他们注意到自己与他人的关系以及工作和生活也有了改善。

我录制了 *The Ultimate Yogi* 和 *Yoga 30 for 30* 两个瑜伽练习视频，将阴瑜伽传播到了全球 40 多个国家。更多的人开始认识阴瑜伽，专业运动员、艺人、企业高管、医疗保健从业人员、教师和律师等都开始接触阴瑜伽，并积极分享因练习阴瑜伽带来的生活变化。

现在，人们比以往任何时候都更需要通过练习阴瑜伽来平衡快速的现代生活节奏。紧张的生活节奏会带来较高的压力，甚至会影响身体导致疾病，这是一种不可持续的生活方式。某些时候，你必须让脚离开踏板，让发动机空转，但最好是关闭发动机。如果不让它休息，发动机就有可能烧坏。

阴瑜伽为大家提供了放慢生活节奏的机会，能让我们进入慢节奏状态并深入了解自我。在安静的状态中或在静态的一瞬间，我们才能找到内在的本质。当处于这种安静的状态时，就能找到我们的中心。当处于中心时，事情就不会那么轻易扰乱我们的平衡。即使是面对诸多的挑战，阴瑜伽也能以更加优雅、稳重的方式在世界范围内传播。

　　阴瑜伽也被称为"青春之泉"。在逐渐衰老的过程中，人们的身体会失去弹性，紧张的生活影响血液循环，身体组织开始萎缩和退化。练习阴瑜伽可以减缓这个过程，甚至能在很大程度上逆转这个过程，从而减缓衰老。在练习阴瑜伽时，长期的深度拉伸能够发挥积极作用，从而激活更深层次的结缔组织，将运动变成一系列动作。在这个过程中身体恢复了结缔组织的胶原蛋白和弹性蛋白纤维，使它们更为坚韧、耐用。

　　练习阴瑜伽有助于培养身体各方面的灵活性和适应性，让你能随时随地做好准备！

致谢

献给我的妻子劳伦·埃克斯特龙，感谢你对我的爱和鼓励。当丢失了近100页书稿的内容时，感谢你激励我继续写作。

感谢我的朋友伊坦·博里策，是你无私的引导使我得以进入图书出版的世界。

感谢我的策划编辑米歇尔·马洛尼，从开始写书的第一天你就给予了我无限的信任。

感谢我的责任编辑劳拉·普利亚姆，是你帮助我搭建了我的书稿的结构，使我写作的过程非常顺畅。

感谢我的摄影师帕特里夏·佩纳为本书所拍摄的图片。

感谢布赖恩·凯斯特、戈文德·达斯、斯蒂克、A.J.波洛克、杰里米·布鲁克博士、亚当·格里芬博士、 迈克尔·加利泽博士、 芙洛·马斯特、德西·巴特利特、马特·卡尔斯以及达纳·拜尔力，感谢你们和我分享知识和灵感。

感谢阴瑜伽的先驱和资深教师——马斯特·丘、保利·辛克、保罗·格里利、萨拉·鲍尔斯和伯尼·克拉克。

感谢我的冥想教师杰克·康菲尔德和塔拉·布拉克。

感谢我的妈妈夏洛特·史密斯对我的培养，并为我种下了醒悟的种子。

感谢我的父亲约翰·史密斯教育我一切皆有可能。

感谢我的孩子兰特纳和芭获，你们让我明白什么是真正的爱。

感谢那个开车撞我的女士把我送到了阴瑜伽这条路上来，如果没有发生这件事，可能本书就不会存在。

简介

2004 年，我在洛杉矶市中心参加完会议后向我的车走去。那天下午阳光明媚，是典型的加利福尼亚州南部的温暖气候，我急切地想要开车去吃点东西。我走到一个人来人往的十字路口拐角处，等待着交通灯通行信号。我所在的十字路口只有我一个人，但另一边还有两个人，其中一人身着浅灰色西装，是商务人士，另一人戴着耳机，是学生。

我的汽车音响有一个可拆卸的面板，可以移除，以防止被小偷偷走音响，我把这个面板塞进了我的会议策划簿的外袋里。交通灯指示可以通过马路时，我便开始穿过街道，我依稀记得我边走边在考虑去哪里就餐。而就在那时，我的余光瞥见一个很大的物体朝我直冲过来，是一辆汽车，而且速度非常快！

我的大脑以闪电般的速度做出反应，估量着逃生的选择。车速太快，以至于我无法向前或向后跳开；逃向另一边也只会更糟，保险杠会撞在我的膝关节上，很可能把我的身体或头部撞飞到人行道上。

所以，当所有的选择看起来都十分不乐观时，你会怎么做呢？你要跳起来！尽可能快地跳起来，因为只有跳起来和死亡这两种选择。于是我就这么做了：我的大脑发出命令，肾上腺素迅速分泌，我直接跳了起来。就在这个时候，司机终于注意到我了，开始踩刹车，但为时已晚。当我完成迈克尔·乔丹式的跳跃后，汽车在我身下移动，我掉下来砸到了挡风玻璃上，声音非常响亮，以至于几个街区外的人们都听到了碰撞声。突然之间，我开始在空中滑行，仿佛永远无法停止。我记得我升到空中时，清楚地看到蔚蓝的天空、灿烂的金色阳光，然而在一瞬间，这个充满诗意的时刻便被打破了，因为我随即掉在了地上。但事实是，我的双脚神奇地重重落在了地上。我就奇迹般地站在洛杉矶市中心一个人来人往的十字路口中间，想着："到底发生了什么事！"司机完全震惊了，我慢慢移动，可以看到那个商务人士和学生跑到我身边，我的音响面板不知什么时候挤在了汽车挡风玻璃的雨刷下面，而我的会议策划簿却在车内。有些事情甚至都无法用物理方式去解释。

他们扶着我走到人行道时，我听到渐近的警笛声。街上办公大楼的某个人听到了撞车的声音，便拨打了急救电话。护理人员对我进行检查之后，警方提交了报告和事实陈述。我在千钧一发的时刻脱离了生命危险，只有一些轻伤，腿有些跛，但这很可能会是一场改变生活并且具有毁灭性的事故。我没有去医院，签了一些文件后，护理人员便让我离开了。

我蹒跚着回到车上，但每次右脚踩油门时都需要膝关节耗尽力气。这样的状况持续了好几个月，只要一走路，就会感到疼痛，慢跑更是不可能，对此我感到沮丧，因为我的跑步爱好成了过去式。

事故发生 10 年后，我在哥斯达黎加组织了一次国际整体瑜伽流（Holistic Yoga Flow）的教师培训活动。过去 3 年来，我和妻子劳伦每年都会邀请世界各地的人来参加为期 3 周的教师强化培训。培训共持续 21 天，包括每天 10 小时的瑜伽练习、冥想、讲座、研讨、家庭练习和教学练习。

劳伦和我各负责半天的教学。有时候课程会设在哥斯达黎加诺萨拉山丘上的瑜伽水疗中心。哥斯达黎加瓜纳卡斯特黄金海岸壮丽的景色使它变得非常壮观。

有一次，我决定在培训的最后一天去丛林中进行越野跑，过去几周我跑过很多次，但这一次感觉有所不同。我满身汗水，心脏剧烈地跳动，甚至感觉它要从胸膛炸裂一样。我并不是指不好的感觉，相反，我的意思是这种感觉非常好。我感觉自己充满了前所未有的活力，头脑清醒，思维清晰，充满了灵感。我的身体中有一种不可战胜的感觉，感觉自己就像是一位超级英雄！我的思绪变得敏锐，身体充满了活力，这是一种罕见而真实的高峰体验。

我继续穿过丛林，但没看到一个人。实际上我在 3 小时内没有见过任何人，但丛林里有其他各种形式存在的生命。我经常能听到树上发出隆隆声，几乎像是孩子爱看的睡前故事中的某个怪物发出的声音，但其实那是当地著名的吼猴发出的声音。整个吼猴部落在穿越树林，寻找它们喜爱的食物。虽然它们的嚎叫声让人很害怕，但它们却讲求秩序，并且不会伤害人类。我还见到了一些害羞且更为罕见的蜘蛛猴，我停下脚步，与其中特别的一只蜘蛛猴进行了眼神交流。它看起来很紧张，但我尽可能用眼神和它进行交流，表达了我的尊重与善意。随后它继续前进，我也继续跑步。就在起跑的那一刻，我创造了新的个人纪录，在总体海拔高度大幅增加，并且没有进食或喝一滴水的情况下，跑步路程超过了 14 英里（1 英里约为 1.6 千米，此后不再标注）。

我产生了一些奇怪的感觉，觉得自己可以永远跑下去，我不想停下来。我不仅感到自己像个超人，还有一种被从笼中释放出来的感觉。植物、树木、岩石、山脉、水、昆虫、动物、天空和太阳互相联系。身体的边界似乎在逐渐消失，禁锢思维的墙壁似乎也变得模糊了，我能感受到所有。我有一种生活发生了变化的感受。我永远不会忘记那次穿越哥斯达黎加丛林的超凡体验。

而有趣的是，我从未想过是阴瑜伽让我重新开始跑步。事故发生后几个月，我了解到了阴瑜伽。回顾生活中的某些时刻，并意识到一个事件如何改变你的整个未来，那真的非常令人入迷。我是通过保罗·格里利的阴瑜伽视频开始了解阴瑜伽的。我制作过很多有关力量瑜伽和动态瑜伽的课程，但这是我第一次接触这一类型的瑜伽。保罗·格里利的视频包含多种可以进行练习的动作，还附带了关于阴瑜伽的科学教育论述。

我还参加了布赖恩·凯斯特在圣莫尼卡的现场教学，他总是在系列动作中加入一个姿势，即将膝关节并拢，双脚向外伸展宽于髋部，并且坐在脚踝之间。在哈他瑜伽中，它被称为英雄式或英雄坐。布赖恩一定很喜欢这种体式，因为他会在每节课中做2~3次。起初做这个动作很痛苦，非常痛苦，但这是对身体有好处的痛苦，布赖恩总是提醒我们不要用力过猛。他有时还会教授他一系列著名的动作，称为"长－慢－深"，简称为众所周知的LSD（long，slow，deep）。虽然他没有称其为阴瑜伽，但这一系列动作实际上就是阴瑜伽的动作。LSD是一种需要长期保持且无缝衔接的地面动作系列，通常持续时间长达2.5~3小时。在课程结束时，我感觉自己的收获特别大！

在与保罗和布赖恩一起练习阴瑜伽的短短几周内，我膝关节的伤痛完全消除了，并且不只是膝关节感觉良好，我的整个身体都有一种不可思议的感受。最近，我创造了个人新的跑步纪录，参加了穿越山脉的全程马拉松比赛。有时我甚至希望参加一场超过50英里的超级马拉松比赛。

那么，这种感觉是怎么产生的呢？我是如何从车祸后只能勉强走路过渡到能长距离跑步的呢？很简单，因为阴瑜伽。阴瑜伽成为我个人经历和练习中不可或缺的组成部分。正如你将在本书中看到的，阴瑜伽分为很多层次。的确，它是一种身体动作，但它远不止于此，而忽视这一点对我来说便是极其不负责任的。所以，我写作本书的目的是尽量教授大家我所会的有关阴瑜伽的一切。我希望你能受到启发，让阴瑜伽成为自己保持最好状态的一种方式。

本书首先会介绍瑜伽的背景以及阴瑜伽形成的历史，以瑜伽的角度观察身体中更为微妙的能量。本书中前2章详细介绍了阴瑜伽的科学原理。书中还会详细讲解多个阴瑜伽体式和反向拉伸动作，并会说明它们的建议持续时间、益处、风险和禁忌、体式指导、变式和其他方案。书中的部分章节还针对特殊呼吸练习和冥想进行了总结。我在书中还纳入了5个重要的阳瑜伽系列，以及可在家练习的9个阴瑜伽练习序列，瑜伽教师也可以从这些序列中提取动作来组织自己的课程。我愿意将我的知识与你们一同分享。最后，让我们以"阴瑜伽精神"为支撑一起进行阴瑜伽之旅吧！

　　我写作本书的目的不仅仅是对教学经验的总结，本书涵盖的专家们分享的故事、引证和对话，还可以帮助大家增强学习体验。希望此次学习经验能令你兴奋和愉快，我很荣幸能够成为此次阴瑜伽之旅的导游，现在让我们携手进入这个美妙的瑜伽世界！

特拉维斯·艾略特

洛杉矶

2017 年 6 月

第 1 章
瑜伽的起源

"千里之行，始于足下。"

——老子

当提到瑜伽这个词时，大家脑海里通常浮现的是一个人在做瑜伽动作的画面。我们可能会想象有人在做下犬式动作或倒立动作，或是一些奇特的体式，他（或她）会扭成一个结，看起来像个卷饼。而实际上，瑜伽不仅仅只是做体式动作。

瑜伽一词来自梵文的根词 yuj，意为一致或结合。那么究竟什么是结合呢？它有很多含义。100 年前人们会结合犁与牛帮助耕田；两个人结婚，可以说这是结合；动态瑜伽的学生可能会结合运动与呼吸以引导身体；冥想的人可能会将他们的注意力与自我肯定相结合；通过思想、言语或行动，将自己与更强的力量相结合。事实上，最后这点便是瑜伽的起点。

瑜伽的八大体系

最初的瑜伽形式可追溯至几千年前，当前已知最早的关于瑜伽的记载可在名为《吠陀经》（*Vedas*）的著作中找到，其历史可以追溯至公元前 1700 年至公元前 1100 年。Veda（吠陀）源自梵文的根词 vid，意为知识和启示。《吠陀经》（*Vedas*）可分为 4 部分：《梨俱吠陀》（*Rig*）、《娑摩吠陀》（*Sama*）、《耶柔吠陀》（*Yajur*）和《阿闼婆吠陀》（*Atharva*）。《奥义书》（*Upanishads*）也源自《吠陀经》（*Vedas*）。

传统瑜伽也称为王瑜伽，即皇家瑜伽或古典瑜伽，这类瑜伽专注于冥想和沉思。之所以被称为皇家瑜伽，是因为过去印度皇室常常邀请圣贤或心灵导师为皇室成员教授瑜伽知识。起初，瑜伽与身体无关，仅属于一种心灵科学。

几个世纪之后，大约在公元 200 年至公元 400 年，一个名叫波怛菜利的人将这种古典形式的王瑜伽系统化，整理为 8 大体系。瑜伽的 8 大体系由一系列法则组成，这些法则包含的信息简短、中肯且十分具有冲击力。每项法则都适用于所有人，不分年龄、性别。

下面将简略地概述波怛菜利整理出的瑜伽体系中的一些体系：第 3 支体系——体式或姿势；第 4 支体系——呼吸法或呼吸控制；第 5 支体系——控制感官或控制感觉；第 6 支体系——专注或集中注意力。

体式或姿势

体式即身体的姿势，这是大多数人最熟悉的瑜伽分支体系。体式的其中一个定义是安静地坐着。但许多体式都是站立姿势，那么为什么瑜伽练习者会这样定义呢？其实他们不是在谈论身体姿势，而是在谈论更微妙的事情：一种平静、稳定和放松的心态。

　　一种平静稳定和放松的心态比在垫子上摆出体式更重要。瑜伽告诉我们可以将摆出体式时的心态带入人际关系、事业、爱情和家务之中，甚至是跑腿办事等其他生活中的琐事中。

　　通过摆出体式，我们能够消除紧张、增强力量，并能让整个身体内循环着新鲜的氧和血液。体式练习不仅可以让身体变得像钢铁一般强壮，还可以使身体变得像羽毛一样轻盈，并能帮助增强免疫系统。可以肯定的是，健壮的免疫系统能为我们带来健康和幸福，还能助力我们的事业蓬勃发展。练习时身体会自然地产生令人感觉良好的激素。例如当练习诸如战士二式这类强力姿势时，常常会感受到一种深层的力量。而在感受到这种力量之后，这种力量便会一整天都支持着我们，让我们为出现的任何事情做好准备。因为我们知道，我们有能力和力量去应对这个世界带来的任何事情。

　　因为很多人会受追求美甚至虚荣心的影响，所以很容易陷入困境。成为一名高级瑜伽练习者并不意味着可以做出类似马戏团表演中的技巧性动作，如手臂平衡和反转动作。事实上，强度较高的体式往往会让人们陷入自负，因为人们会倾向于将自己练习的体式与其他人练习的体式进行攀比。但记住，攀比会带走快乐。练习体式虽然可以帮助人们从想要成为的状态过渡到真实的状态，帮助提升自我，帮助进行长时间的久坐冥想，但它仅仅是一种实现目的的途径。

呼吸法或呼吸控制

　　呼吸法是指通过呼吸练习增强生命力量。调整呼吸时就在塑造思想。回忆一下最后一次受到挫折，感到生气、害怕或焦虑的时候，呼吸发生了什么变化？在这类情绪下，呼吸可能会受到限制，节奏会不连贯且不稳定。而当感到快乐和注意力集中时，呼吸又是怎样的呢？此时呼吸很可能是均匀、流畅并且节奏分明的。于是我们可以了解到呼吸和精神状态是紧密相连的。

　　学习呼吸法要师从合格的教师，就像练习身体瑜伽一样，应该在不紧张的情况下进行。练习的目的不在于长时间屏住呼吸，因为随着时间推移你会发现无须很多努力就能保持呼吸平稳。练习呼吸的目的是掌握呼吸的流动规律，呼吸是身体练习的基础。应使呼吸成为焦点，使其成为使一切事物都豁然开朗的根源。呼吸的力量能轻松带你做出最有效的体式动作。

　　你可以在专注于呼吸的时候感谢呼吸给你的支持和营养。每一次吸气都会为生命注入活力，每一次呼气都会抛开不再有用的东西。

控制感官或控制感觉

控制感官包含控制 5 种感官。在日常生活中，触觉、味觉、视觉、听觉和嗅觉为大脑提供着信息。在练习控制感官时，我们会关闭外部信息流，从而获得平静内心的机会。瑜伽练习者如同探索外太空的宇航员一样，只不过他们是在探索个人的内在空间。

如果我们总是追求外在的自我，则无法了解我们是谁，我们为什么在这里，以及我们来这里做什么这几个内在问题。有些人害怕探索内心，害怕自己会发现的东西。当然，练习控制感官的时候，你一直避免或逃避的事情最终都会出现在你面前。不过这是我们练习战士式的最佳时刻，只有这样我们才会有勇气面对真实的内心。我们抵触的事情仍然存在，但我们能够优雅地面对。

瑜伽练习中，我们通常用驾驶战车的人来说明感官的作用。5 种感官就像 5 匹战马，战车代表身体，驾驶者则代表着心灵。不幸的是，许多情况下战马在狂奔，因此不可避免地将驾驶者和战车带向悬崖。然而，当我们能控制自己的感官时，我们就能走向通往健康、正直和快乐的道路。虽然这一阶段需要花费大量时间，但这是进入全面体验瑜伽最后阶段的关键转折点。

专注或集中注意力

专注或集中注意力是冥想的第一阶段。专注就像肌肉一样，练习得越多就会越强大。对于这一支体系来说，大脑中是存在"肌肉"的。大脑由神经分支组成，根据人们思考、说话和行动的方式创建出模式。通过神经可塑性，即通过行为改变神经通路的能力，你能够塑造或重塑大脑。专注练习可以强化你的某些神经连接，有助于实现你想要的生活方式。

专注练习可以通过处理许多不同的事情进行，例如，你可以专注于听觉、自我肯定、图片、沉思、呼吸、感官或其他任何东西。但是，更为重要的是实际的专注行为。

通常，当你坐下开始集中注意力时，思绪便会开始四处徘徊游荡：也许会回忆起最近的一次谈话，想起一些需要添加到待办列表中的事情，或者冒出一个惊人的想法。当注意到自己开始分心时，请温和地将思绪拉回，将注意力放在应专注的对象上。可能你的整个专注过程都会忙于追逐自己的思绪。大脑产生思绪就像唾液腺分泌唾液一样。事实上，戴维季在他的 *destressifying* 一书中写道："我们的大脑在一天 24 小时的 1440 分钟内，会处理 6 万 ~8 万个想法。平均每 1.2 秒会发生

个人旅程

A.J. 波洛克

A.J. 波洛克是一名美国职业棒球大联盟的球员，效力于亚利桑那响尾蛇队。波洛克在圣母大学的第一轮比赛中被选中，并于 2012 年首次亮相美国职业棒球大联盟。2015 年，波洛克成为美国职业棒球大联盟全明星，并荣获金手套奖。他以 20 个本垒打、76 个打点完成 315 次击球的成绩结束了全明星赛季。

特拉维斯：你是如何接触到阴瑜伽的呢？

A.J. 波洛克：生活中的我时刻都要前进，目前所做的一切都是为了最大限度地恢复身体，我所参加的运动更是为了恢复身体。我将你 *The Ultimate Yogi* 系列中的阴瑜伽 DVD 送给过很多人，他们都按照 DVD 中介绍的方法练习过了，都觉得非常棒。他们的反应可不是"哦，还可以。"而是"哇！这就是我真正需要的东西！"练习了阴瑜伽后我很快便有了很棒的感觉，首先是睡眠质量得到了改善。阴瑜伽是一种冥想，但也是一种拉伸，练习它能为身体带来很多益处。我真的很喜欢阴瑜伽，这可能是我初次接触瑜伽。比赛结束后我就会进行练习，练习后第二天会有很明显的感受，像是为整个身体充了电！

特拉维斯：你是否发现有更多棒球运动员参与了瑜伽和冥想练习呢？

A.J. 波洛克：当然有，想要最佳表现的运动员，他们都发现了需要在训练方面保持平衡。我确实看到他们都愿意做一些传统训练之外的练习。通常的训练都是一些重量练习，例如背部负重训练、深蹲或卧推。在场上比赛时，这些训练可能都不如瑜伽练习有用。我认为棒球运动员非常需要练习瑜伽。

特拉维斯：你能具体描述一下练习阴瑜伽为身体带来的益处吗？

A.J. 波洛克：如果你是棒球运动员，你的腿部状况会一直很糟糕！你在感觉很不错的时候，都会感叹"哇！我的腿感觉很好。"对于棒球运动员来说，这不仅仅是简单的"哇"，而是惊叹的"哇"！"这真太了不起了！"就像"发生了什么事？"所以，我的感受是血液流动十分通畅，双腿能感受到一种明显的温暖的感觉，就像我的身体正在被冲洗，把炎症冲走了一样。我通常在睡醒时感觉很棒。练习阴瑜伽有助于扩大身体的运动范围，练习得越多，身体就越柔软。我认为练习阴瑜伽可以预防受伤，我肯定会将它作为一种康复练习。

特拉维斯：你每周练习阴瑜伽的次数是多少？

A.J. 波洛克：一周练习两三次，至少练习两次，每次大概半小时。实际上我更愿意每周进行一次一小时的练习。

特拉维斯：你有最喜欢的瑜伽体式吗？

A.J. 波洛克：目前练习的体式没有一个是我喜欢的！

特拉维斯：这是一种爱恨交织的感受。

A.J. 波洛克：阴瑜伽的体式很具挑战性，我喜欢向前倾抓住两腿，毛毛虫体式和龙式可以拉伸腹股沟、腘绳肌和髋部屈肌。练习时候的感觉就像会受伤一样，但对我来说非常好。

特拉维斯：你最不喜欢的阴瑜伽体式是什么？

A.J. 波洛克：单盘前屈伸展式。我没办法正确做出这个体式，我尝试了很多次也无法让双腿在地上摆出那样的体式。我已尽我所能去练习，但那对我来说太难了，它不是我喜欢练习的体式。

特拉维斯：最后，你有什么鼓舞人心的想法分享给大家吗？

A.J. 波洛克：人们会问我是如何进入美国职业棒球大联盟的，为什么其他人没有做到，我会回答这是一种承诺。就像生活中的所有事情一样，如果你真的想在某方面成为最好的，那么你必须许下郑重的承诺，并且你做出的行为必须遵循这一承诺，永远不要忘记你的最终目标。

一次思考行为。"所以,不要试图阻止这些想法,而是应当引导它们。不要因此气馁,要知道每次将思绪拉回来的时候便完成了一次大脑内部的练习。练习了几个俯卧撑后,胸部和手臂肌肉就会变得强壮吗?当然不会!专注练习会像体能训练一样,需要数百甚至数千次重复练习才会发生变化。

以相同的程序塑造专注的"肌肉",耐心和一致性很重要。最终,你的注意力会变得非常专注,成为一条穿透所有分散思绪的激光束。

阴瑜伽的现代历史

2005 年,我报名参加了圣莫尼卡一家瑜伽馆的阴瑜伽研讨会,我完全不知道在研讨会上能学到什么。进行了一些极少的研究后,我只知道授课教师是世界著名的武术家,他设计了一种独特风格的瑜伽。

我从教师走进工作室时的步态,判断出他具有特殊的风格。他的动作非常优雅,就好像在水面上滑行一样;他的身体轻盈、纤细、结实,对于训练有素的武术家来说并不具有威胁性。如果你在一条黑暗的小巷遇到他,你根本不会害怕。

随后的两三个小时里,这位教师引导我们做完了一系列动作,这与我以前体验过的瑜伽不同。它具有和原始动物相似的特征,形式也是流动的。我们在工作室中朝着各个方向移动,有时会长时间保持一个体式,我感受到肌肉和关节以新的方式获得了释放。身体的重量在练习过程中似乎消失了,沉重感转化为轻盈感。

这位教师转换不同体式的能力是无与伦比的,就像看马戏表演者一样,我从未见过有谁能像他那样能够如此流畅地完成横劈腿动作。他是他自己身体的真正主人,我立即变成了他的"粉丝"!他的运动范围和控制身体的能力实在令人惊叹。

这位授课教师名叫保利·辛克,据说保利从他的教师卓查灵那里学到了一种名为猴拳的武术。

保利·辛克将这种艺术形式发扬光大,他将武术和瑜伽融合,这种形式的瑜伽强调长时间的深度舒展,并关注身体内部。保利教导学生们要意识到外在和内心世界同等重要。1989 年,保罗·格里利成为保利·辛克的学生。以下是保罗·格里利的著作 *Yin Yoga: Principles and Practice* 中的部分内容。

我联系到保利,他热情地邀请我参加他开设的每周一次的瑜伽课程。保利每次会进行 5~10 分钟的体式练习,并让全班同学畅所欲言。做完两个小时的地板体式练习之后,我们会站起来做一些模仿动物运动的阳体式练习。我觉得非常有趣，这与我正在教授的哈他瑜伽完全不同。

我在保利那里大约学习了一年之久，通过这段时间我大致了解了阴瑜伽的原理。我还练习了他创造的一些阳瑜伽体式，甚至还进行了一些踢腿和拳击练习，但我感兴趣的仍是地板体式。由于很多学生希望他能够全面地教授道教瑜伽，所以我想要他更多地教授地板体式就不那么合适了。

当我开始在公共课堂上教授长时间的地板体式时，工作室的所有者想知道这种瑜伽风格的广告词应如何写。尽管我在课堂上教授的瑜伽体式包含了许多传统的哈他瑜伽体式，但那些长时间且缓慢的保持体式肯定与工作室其他人所教授的体式不同，所以为了表示我对保利·辛克的尊重，我决定继续用"道教瑜伽"来命名。这个名字已经用了10年。

保罗·格里利制作了一套了不起的阴瑜伽视频。对于正在治疗严重膝伤的我来说，这套视频可以说是非常关键的。视频中讲解了不同侧重点的练习方法，且配有教育讲座的内容，由解剖学教师加里·帕克博士讲解与阴瑜伽相关的科学知识。

你可能会好奇，既然最初的名字叫道教瑜伽，那么阴瑜伽的名字又从何而来呢？*Insight Yoga* 的作者萨拉·鲍尔斯是一名瑜伽和冥想教师。由于背部受伤，萨拉·鲍尔斯开始练习保罗·格里利创造的阴瑜伽体式。以下是她的著作 *Insight Yoga* 中的部分内容。

我背部受伤这件事使得我对保罗·格里利创造的阴瑜伽体式——这种不太受欢迎的练习方式进行了深入的了解（阴瑜伽是一种时间长、被动的地板体式系统，类似于修复体式，但不完全相同）。保罗当时的风格很安静，并专注于内心。他做出体式，我们效仿，大家专注于内心，沉默并保持静态不动，直到他转向下一个体式，我们再跟着效仿。练习几个月后，我发现下背部的舒适感似乎与日俱增。积极的练习持续增强我的腹部和腰部肌肉的核心稳定性，而阴瑜伽练习似乎激活了生命力，使我的脊柱更加稳定，帮助更新关节液，同时使脊柱变得更加健康。我很喜欢练习阴瑜伽后的感受，这引起了我去了解这些长时间的瑜伽体式如何影响身体的灵活性，以及如何影响我的身体健康和心理健康的兴趣。

萨拉·鲍尔斯向保罗·格里利学习了瑜伽知识，成为一名有成就的瑜伽教师，她教授力量形式和柔软形式的瑜伽。她把练习中需要力量的部分称为阳瑜伽，而柔软的部分则称为阴瑜伽。后来，保罗·格里利完全采用了来自学生萨拉的灵感来命名，即阴瑜伽。这就是阴瑜伽这个名称的来历。

宇宙总是有自己的计划，数千年前，瑜伽始于阴，而现代，阴瑜伽再次成为一种重要的瑜伽风格。

本章探讨了瑜伽的历史，正如你所了解到的，瑜伽不仅只是体式，它还是最古老的生活传统之一，并可产生多方面的影响。各类风格的瑜伽就像通往同一座山的不同道路，尽管道路风景各有不同，但最终目的地是相同的。

个人旅程

戈文德·达斯

戈文德·达斯是芭克提（Bhakti）瑜伽沙龙的董事长，这家沙龙位于加利福尼亚州圣莫尼卡，是一家创新型的瑜伽工作室。戈文德·达斯常常出席世界各地的各类节日活动和会议。

特拉维斯：你是如何接触到阴瑜伽的呢？

戈文德·达斯：我是在自我练习过程中发现了阴瑜伽。我并不喜欢频繁地练习力量瑜伽或动态瑜伽。我有时只想练习静态的瑜伽体式，于是我就开启了自己的阴瑜伽练习。1999 年，我听说了保罗·格里利老师，我就去参加了他的阴瑜伽课程。我在那里意识到我所练习的瑜伽实际上是有名称、形式和结构的，那就是阴瑜伽。我之所以喜欢练习阴瑜伽，是因为它是一种冥想。这种练习不具有刺激性，相较于极具刺激性的阳瑜伽练习，阴瑜伽练习具有完全相反的特点，它能舒缓抚慰神经系统。练习阴瑜伽要放慢速度，并要在练习期间真正地感受自己。这再次肯定了拉姆·达斯在 *Be Here Now* 和埃卡尔特·托勒在 *Power of Now* 中的教导。阴瑜伽是一种绝妙而又令人着迷的瑜伽练习，很值得去深入探索。

特拉维斯：你练习阴瑜伽时有遇到什么挑战吗？

戈文德·达斯：这种练习本身就非常具有挑战性。最具挑战性的事情就是和自己相处，特别是当你已经维持一个体式长达数分钟的时候，例如维持一个体式 3~8 分钟，你会感到非常不舒服，或者思绪会变得非常混乱。我觉得练习阴瑜伽是帮助我们改善生活质量的一种很好的方式，能在我们的各种关系中给予支持，特别是在亲密关系和伙伴关系中。我们练习阴瑜伽的体式只需要坐着，但我们必须学会忍耐，忍耐是一种极好的优点。

特拉维斯：你最喜欢的阴瑜伽体式是什么？

戈文德·达斯：我好像经常练习龙式。我很喜欢这个体式，它具有挑战性，而且它能直接锻炼髋部肌肉。髋关节是人体内最大的关节。我们可以以不同的体式来锻炼髋部和髋部屈肌的各个部位。但要闭上双眼保持平静，5分钟后，从不同的角度去观察现象和本质，就像在结伴跳舞。我发觉人类能够通过髋部拉伸来展现和揭示生命的奇迹，而观察这个过程是一件极具吸引力的事情。

特拉维斯：你最不喜欢的瑜伽体式是什么？

戈文德·达斯：应该是属于传统阴瑜伽风格的婴儿式，就是需要将双膝和双脚放在一起的姿势。婴儿式是非常紧凑的一个体式。我在练习婴儿式时，那种特别紧凑的感觉会使我呼吸变得很困难。这会让我产生焦虑和恐惧感。从某些层面上来说，这是一个很好的练习体式，因为它能迫使我减慢速度，真正与呼吸进行连接，还能带来一些其他的益处。

特拉维斯：最后，你有什么想与大家分享的"阴瑜伽启示"吗？

戈文德·达斯：我想引用一句话，这句话与阴瑜伽有关："用温柔的方式也可以震撼整个世界。"有时候，少实则意味着多。阴瑜伽是一种非常平静的练习方式，没有华丽的姿势，但却有着十分强大的作用。

第 2 章
阴瑜伽的科学

"自然界中的一切事物都包含着大自然的力量。
它们都由一个隐藏的事物组成。"

——拉尔夫·沃尔多·爱默生

本章中，我们将探讨阴瑜伽的科学原理，从第一次开始练习阴瑜伽时，我便知道我的身体得到了改善，但我并不了解其中的奥秘。直到开始研究保罗·格里利的阴瑜伽视频，我才了解到阴瑜伽体式背后的科学。我在练习阴瑜伽的这些年里对复杂的人体结构也进行了研究。如今通过内窥镜数字视频摄影技术，科学家们不断地发现有关细胞和人体组织的新信息，他们可以看到迄今为止隐藏在人体内的秘密。通过科技，我们已经确定了没有什么能够超越人体的创造力。而练习阴瑜伽对我们的细胞、组织、神经系统和身体其他结构都有很大的影响，本章将会探讨这些影响。希望你在了解表象下面所发生的深层次事情的同时，科学也能更深入地激发你进行阴瑜伽练习的欲望。

阴瑜伽的解剖学基础

为了更加全面地理解解剖学及其与阴瑜伽的关系，我们将从人体的基本结构讲起。对于许多人来说，可能之前对此已有所了解，但如果你像我一样靠打瞌睡度过了生物学、生理学和解剖学的课堂时光。那么你就需要掌握这些基本概念，以便充分理解阴瑜伽的迷人之处。

细胞

我们从细胞开始讲解。所有生物体均由细胞组成，细胞是生命的基石。成年人体内含有约 50 万亿个细胞。身体的所有组织都由细胞构成，大多数生理功能都是在细胞内进行的。尽管细胞之间存在许多显著的相似性，但细胞的形状和大小都有所不同，并具有不同的功能。在显微镜下研究细胞时会发现它们看起来就像个小人儿一样。细胞不会随意弹跳，而是有目的地运作，就像人类一样。事实上，每个含有细胞核的细胞（真核生物）都具有神经系统、排泄系统、内分泌系统、肌肉和骨骼系统、循环系统、生殖系统，甚至还具有免疫系统的功能。听起来很不可思议吧？其实人是约 50 万亿个"细胞人"的集合。人际交往即是你的 50 万亿个"细胞人"与其他人的 50 万亿个"细胞人"之间的相互作用。

细胞质是介于细胞核与细胞膜之间的半流体物质。细胞器包括线粒体、内质网和高尔基体等。类似于支架的结构称为细胞骨架，它赋予细胞形状和结构，同时将细胞器保持在适当位置。细胞骨架也有助于细胞的运动。

细胞的中心是细胞核，细胞在生命周期初期都会拥有一个细胞核，科学家就是在细胞核中发现了脱氧核糖核酸（deoxyribonucleic acid，DNA）。DNA 含有重要的遗传信息。传统科学认为细胞核是细胞的"大脑"。然而，科学界日益壮大的新生物学学派认为并非如此。科学家们已经能够从细胞中提取细胞核，并证明去核细胞可以在没有基因的情况下存活长达两个月或更长时间（Lipton，2005）。这些去核细胞能够进行复杂的行为，这表明被移除的细胞核并非细胞的"大脑"，因为只有细胞的"大脑"完好无损才能进行此类活动。事实上，去核细胞失去的是它们的生殖能力，正如细胞生物学家布鲁斯·利普顿博士在他的 *The Biology of Belief* 一书中所提到的"细胞核并非细胞的'大脑'，而是细胞的'性腺'"。

　　如果细胞的"大脑"不是细胞核，那是什么呢？根据利普顿博士的说法，它是细胞膜，或者按利普顿博士喜欢的方式可称为"膜脑"。这种围绕在细胞周围并含有细胞质的膜，厚度只有百万分之七毫米，一些称为原核生物的原始微生物仅仅包含了细胞膜和细胞质，但发挥的功能却与更复杂的细胞相同。没有细胞核，它们也能够进食、消化、呼吸、清除和存活。利普顿博士将细胞膜描述为"配有门和通道的液晶半导体"。那么，门和通道又是什么呢？有关细胞的组成部分的示例请参见图 2.1。

　　嵌入细胞膜的门和通道称为内在膜蛋白（integral membrane proteins，IMPs）。这些内在膜蛋白是单独细胞及其周围环境之间的关键联系。内在膜蛋白可以分为两类：受体蛋白和效应蛋白。受体蛋白就像是细胞监测外部信号的触角。效应蛋白则是将信息从膜的一侧传递给位于另一侧的合成分子，并有助于调节细胞

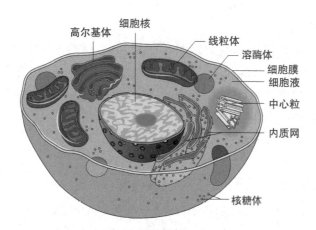

图 2.1　细胞的组成部分

的形状和活力。总之，内在膜蛋白的主要功能之一就是让营养物质进入细胞内，并排出细胞内的废物。

有一种内在膜蛋白被称为整合素，它连接着细胞骨架和细胞外基质（extracellular matrix，ECM）。整合素还传递着重要信号，它的职责是调解者或是双向通道。细胞通过整合素与外部进行通信，外部也是通过整合素与单个细胞进行通信，没有整合素细胞就无法分裂、生长或存活。

虽然已经对细胞进行了广泛的研究，但其外部环境又是怎样的呢？细胞的外部环境非常复杂，包括细胞外基质、结缔组织、基质等。细胞外的大部分区域仍待研究。不过研究人员已经开始着手进行研究，在这部分区域里也发现了一个完整的世界。

生物物理学家詹姆斯·奥薛曼博士将细胞外的这片区域称为活体基质。詹姆斯·奥薛曼博士是能源医学领域的领先研究人员，他认为活体基质连续体包括所有结缔组织和全身细胞骨架和细胞核。

> *"不要寻找奇迹，因为你自己就是奇迹。"*
>
> ——亨利·米勒

结缔组织

人体内最广泛的结构之一是结缔组织。这些组织将身体结构连接在一起，并起到支撑作用。如果没有结缔组织，身体就不会具有形态，会变成一堆骨头、器官和肌肉。结缔组织的主要功能是为肌肉骨骼系统提供支撑，以保护器官，并协助整个身体运输关键物质。

总之，结缔组织使身体更加强壮和更具柔韧性，并将所有身体结构连接在一起，还将人体体内的细胞结合在一起。从皮肤到细胞核，随处可见细胞外基质，它也是人体的基本组织之一。身体正是通过结缔组织这个庞大的网络进行着连接，处理并存储信息。下面来看看结缔组织是如何进行连接的。

Gray's Anatomy 对细胞外基质的定义如下。

> 细胞外基质是指结缔组织内细胞外物质的总和。它基本上是由不溶性蛋白质原纤维和可溶性复合物组成。此类复合物由锁水蛋白质分子（蛋白多糖）相连的碳水化合物聚合物组成。细胞外基质已机械式地进化为分布运动压力和重力压力的组织，同时还能够保持身体不同部分的形状。

它还为嵌入其中的细胞提供了理化环境，形成了它们的依附框架，并可在此框架上进行移动，保持一个具有多孔、水合和离子的适当环境，并让代谢物和营养物质可以通过这个环境自由扩散。

如你所见，结缔组织庞大而复杂。它们的角色和功能是不可替代的。结缔组织包括肌腱、韧带、骨骼、软骨、关节和筋膜等。

肌腱

肌腱是一个密集坚韧的白色纤维状结缔组织带，它连接着肌肉与骨骼（参见图2.2）。虽然通常解剖学书籍中将身体的不同结构描述为独立的形式，但实际上身体是一个渐进的延续体，从肌肉渐进到肌腱，最后是骨骼。肌腱起到传递力和承受张力的作用。肌腱由具有强度和柔韧性的胶原纤维组成，可为防止过度拉伸提供天然的抵抗力。肌腱的柔韧限值是伸展不超过4%，如果超出这一极限会导致肌腱永久性损伤，并且神经系统会发出警告信号，以便快速放松肌肉。连接腓肠肌和跟骨的跟腱便是大家所熟知的肌腱组织。

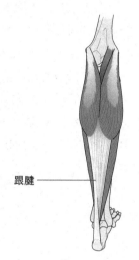

跟腱

图 2.2　肌腱

韧带

韧带在结构上与肌腱相似，但韧带的功能是连接骨骼，通常对关节起到支撑作用（参见图2.3）。一般情况下，韧带颜色较深并具有各种形态，包括带、弦和片。韧带也是由胶原蛋白组成的，坚韧且非常坚固，并以机械式加固带来稳定性。以前十字韧带为例，它将股骨与膝关节处的胫骨连接在一起。韧带组织含有大量的弹性蛋白，其中腰椎韧带和颈部韧带弹性最大。虽然腰椎和颈椎易于弯曲，但应避免弯曲此类部位。例如，在练习瑜伽背弯式姿势中，永远不要把头向后推过度拉伸颈部的韧带，而是应该将下巴略微向下，保持延长颈部的姿势。

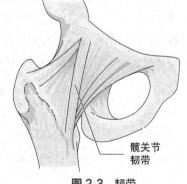

髋关节
韧带

图 2.3　韧带

骨骼

骨骼是一种组成密集的连接组织，能够保护器官、生成红细胞和白细胞、储存矿物质，并能为身体提供支撑（参见图2.4）。成骨细胞是构建骨组织的细胞。当我们想到骨头时，脑海里会出现一副骨架图像，而通常对这些骨骼的描述为实心和白色的。这类皮质（致密）骨骼被一层由纤维结缔组织组成的骨膜包围。纤维结缔组织由缠绕在骨膜上的胶原蛋白组成，并与韧带和肌腱无缝连接。在扁平骨中，皮质骨组织下方的中间层是骨小梁组织，这种骨组织类型具有更轻、更有弹性的特质。再深一层的是包含骨髓的髓腔。骨髓有两种类型：一种是黄色的，由脂肪细胞组成；还有一种是红色的，由造血组织组成，负责生成红细胞、血小板和白细胞。

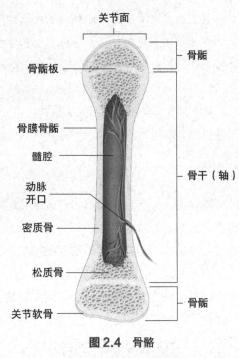

图2.4　骨骼

关节面
骨骺
骨骺板
骨膜骨骺
髓腔
动脉开口
密质骨
骨干（轴）
松质骨
关节软骨
骨骺

软骨

软骨是一种坚固但又具有柔韧性的组织，主要由蛋白质纤维组成（参见图2.5）。相较于骨组织，软骨组成更简单，含有的细胞较少，血流量很少或几乎没有。它表面光滑并具有弹性特质。骨骼系统中的软骨分为透明软骨和纤维软骨两种类型。鼻中隔就由透明软骨组成，这类软骨还是关节的主要组成部分，尤其是滑膜关节。胎儿体内的透明软骨有助于帮助胎儿构建新骨。纤维软骨是一种海绵状组织，可作为脊柱和骨盆的减震器。软骨为关节长骨末端提供保护，软骨细胞即构建新生软骨的细胞。

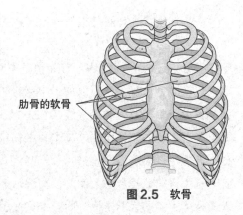

肋骨的软骨

图2.5　软骨

关节

关节将两个骨骼连接在一起，从而将骨骼系统连接在一起形成一个整体。关节与骨骼肌协同工作，是人体具备运动能力并承受体重压力的基础。以下为3种关节类型。

- 纤维关节——在此关节类型中富含胶原纤维的致密结缔组织连接两块骨头（参见图2.6a）。这些关节也称为固定关节，因为它们不会移动。例如连接下臂桡骨和尺骨的关节。
- 软骨关节——在此关节类型中软骨连接两块骨头（参见图2.6b）。这类关节的运动量多于纤维关节，但比滑膜关节的运动量少。典型例子为脊柱中的椎间盘。
- 滑膜关节——此关节类型中的两骨之间存在空腔，关节腔内充满滑液和致密结缔组织（参见图2.6c）。此关节类型运动量最大。

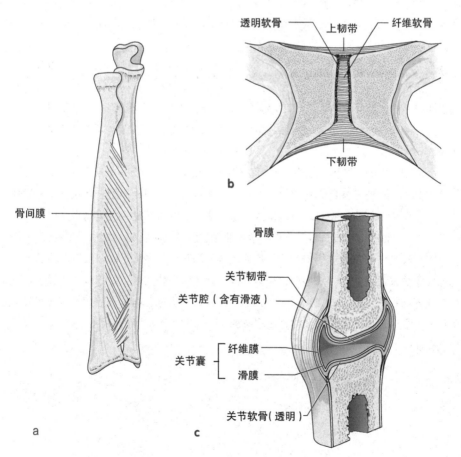

图2.6　关节类型：（a）纤维关节；（b）软骨关节；（c）滑膜关节

不适合练习阴瑜伽的群体

并不是每个人都适合练习阴瑜伽，例如关节过度活动综合征患者。关节过度活动综合征有时也被称为关节松弛症，此类关节比正常关节的伸展度更高。关节过度活动与关节活动度受限是两种相反的症状。据估计，15%~20%的人患有关节过度活动综合征。

此症状可能是由于骨骼的形状异常或结缔组织缺陷引起的，例如过度松弛综合征、洛伊迪茨综合征和马方综合征。这些症状会导致关节压力异常和关节磨损，而受损的关节会引起骨关节炎。患有关节过度活动综合征的人群很容易受伤，并且容易导致肌肉疲劳、慢性疼痛，甚至永久性残疾。

具有该症状的人群需要对关节采取稳固措施，必须在运动过程中尽量激活关节周围的肌肉，通常涉及肌肉的收缩和伸展功能，以避免关节发生断裂。因为阴瑜伽练习的重点在于拉伸结缔组织，所以不利于患有关节过度活动综合征的人群。但是练习阴瑜伽又能够激活副交感神经系统（Birney，2016），那么，患有关节过度活动综合征的人群应该如何练习呢？

患有关节过度活动综合征的人群不需要练习拉伸运动，对于他们来说，应以其他方式进行阴瑜伽练习。他们应该谨慎地练习，并应使用道具来支撑身体。关于如何学习则需要向知识渊博的教师学习。另一种方式是选择阴瑜伽的"近亲"——修复瑜伽。正如在第5章"开发个人练习"中所探讨的那样，修复瑜伽也以道具来支撑身体，但与阴瑜伽不同的是，它的着重点不在于寻找伸展的边缘。还有一种方式是通过冥想来练习，以便在精神层面上寻找力量。有关冥想的更多知识，请参阅第4章调息与冥想。

急性损伤人群也不应练习阴瑜伽。损伤分为慢性和急性两种类型。慢性损伤发展缓慢，症状轻微，需要很长时间才能恢复。急性损伤是由突然发生的运动锻炼创伤和意外事故创伤引起的，例如碰撞或摔倒。常见的急性损伤包括扭伤、拉伤、韧带撕裂、肿胀、骨折和脱位。急性损伤的症状包括突然的剧烈疼痛、激痛，脚、脚踝、膝盖或腿部无法承受重量，突然无法运动，非常虚弱，骨头明显错离原位，等等。急性损伤人群应在开始拉伸计划之前咨询医生，以确保已经进行了充分的康复治疗。请记住，尽管伤病会令人沮丧，但伤病同样也是很棒的老师，它会提醒我们需要放慢节奏，让我们能更加关心身体。

筋膜

　　筋膜是一种结缔组织，名称源自拉丁语中的带子或绷带。筋膜就像包裹在身体上的塑料袋或保鲜膜，它是一个包裹骨骼、肌肉和器官的整体组织。筋膜有助于保持身体姿势、控制身体姿势，并能平稳地协调身体的运动。以下是3种筋膜类型。

　　浅筋膜　位于皮肤（或表皮）下（参见图2.7）。皮肤充当身体外部与内部之间的界限，表皮的下一层是真皮，尽管它们被认为是不同的层，但两者并没有分离。且两者之间的活动是一致的。我们继续向身体内探索，下一层为皮下组织，其中包含浅筋膜。浅筋膜通过为皮下组织提供正张力来维持形态的稳定性。浅筋膜和皮下组织再往下，纤维间隙变大，此处的纤维也不再那么坚硬，组织变得更为柔软。该空间被称为疏松结缔组织或蜂窝组织。疏松结缔组织可使肌腱平滑滑动。围绕肌腱的这个组织被称为腱包膜。除了可以帮助肌腱运动之外，疏松结缔组织还有助于激活肌肉进行收缩。

　　深筋膜　是与阴瑜伽相关性最强的结构之一。它位于皮下组织之下（参见图2.7）。深筋膜更厚更坚韧，主要由纤维紧密编织而成。深筋膜穿透肌肉、骨骼、神经和血管，并包裹着这些组织。深筋膜由胶原蛋白和弹性蛋白组成，为组织提供支撑和保护，从而使组织具有恢复能力。

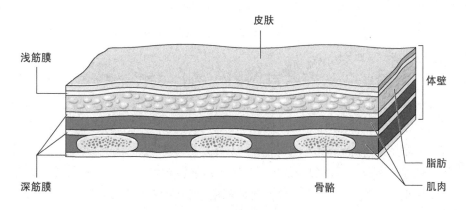

图2.7　浅筋膜和深筋膜

青春之泉

深筋膜内的水合作用十分重要。随着年龄的增长，人体会越来越容易缺失水分，缺失水分会使关节僵硬、肌肉紧张，同时会加速衰老。

滑膜会分泌滑液，身体的滑膜关节内都存在滑液，例如肘部关节、膝关节、肩部关节和臀部关节。这种液体具有像鸡蛋液那样光滑且黏度高的特征，可最大限度地减少关节内的摩擦，使骨骼和软骨更容易相互移动，从而帮助骨骼平滑且无痛地运动，还可充当天然减震器。当压力施加在滑膜关节上时，滑液变得更黏稠，以保护关节免受压力。当压力消失时，滑液恢复到正常黏度。滑液的另一个关键作用是提供氧气和关键营养素。它还有助于去除软骨中的二氧化碳和代谢废物，并能通过血液将其排出。

身体会自然适量地生成滑液。有人说滑液就像WD-40喷雾润滑剂一样，如果你曾经在旧自行车链条或旧门铰链上使用过WD-40喷雾润滑剂，那么就能了解滑液是如何产生奇迹的了。体内维持适量的滑液会带来"滑动"效应。

透明质酸（hyaluronic acid）是一种基质，被称为"大自然的保湿剂"。这种基质是身体组织纤维和细胞之间的填充流体，由多种蛋白质、水和糖胺聚糖（glycosaminoglycan，GAG）组成，其中水占到了约70%。糖胺聚糖的亲水性强，最重要的糖胺聚糖之一便是透明质酸。

透明质酸是细胞外基质的关键成分，由纤维原细胞产生，是一种凝胶状物质，几乎存在于身体的每个细胞中，而在骨骼、软骨、肌腱、韧带和其他结缔组织中的浓度更高。据估计，透明质酸可以吸收其体积1000倍的水量。透明质酸对水的吸收有助于身体

- 胶原蛋白。胶原蛋白这个词的本义是胶的生产者。胶原蛋白不但具有令人难以置信的强度，还是深筋膜、软骨、韧带、肌腱、骨骼和皮肤的主要成分。胶原蛋白可以使皮肤富有弹性、强化血管，并可以通过促进纤维原细胞作用帮助建立组织。

- 弹性蛋白。弹性蛋白是一种存在于结缔组织内的高弹性蛋白质。在身体组织拉伸或收缩后，弹性蛋白能使组织恢复其原始形状。想象一下，如果捏住皮肤并将其从身体上拉开，而当松开时，皮肤会从身体上下垂（不是很好看）。而幸运的是，人体内具有弹性蛋白，因此不会发生这样的事。

组织保持水分充足、具有润滑性和弹性。透明质酸分离结缔组织内的活细胞，并对它们起到支持和缓冲作用。这种缓冲作用使结缔组织能够承受其他身体组织无法承受的张力、压力和应力。

透明质酸与其他糖胺聚糖在滑液中都起着重要作用，确保关节正常工作。如前所述，滑液可带来关键营养素并清除废物，而在此过程中透明质酸为此提供了便利。透明质酸广泛存在于嘴唇、眼睛、牙龈和皮肤中。事实上，体内约有50%的透明质酸存在于皮肤中。透明质酸与胶原蛋白一起工作，有助于保持皮肤的结构、光滑和弹性。透明质酸提供水分，赋予肌肤年轻的外观，但透明质酸的寿命大约只有3天。为了保持健康，补充透明质酸至关重要。随着年龄的增长，补充这种物质变得更具挑战性，因为老龄化会减少生成透明质酸的纤维原细胞。随着透明质酸的减少，皮肤中的水分便慢慢减少。在这个过程中，皮肤会变得干燥粗糙，并开始长出皱纹（Clark，2012）。

结缔组织也是如此，它们也会慢慢脱水、僵硬，不再像年轻时那样有弹性。而对于拥有更多纤维的细胞外基质，发生这种情况时纤维会彼此粘连，降低活动性，从而限制了循环，导致柔韧性降低，使人体感到疲劳并增加身体疼痛感。更糟糕的是，毒素和废物会在纤维粘连处卡住，有害细菌会在这些区域迅速繁殖。细胞通信受损、毒素产生异常的电磁脉冲，破坏了身体的天然智能系统，从而限制了细胞和组织发挥最佳功能。

虽然老化是一个自然过程，但我们有能力通过持续生成透明质酸来减缓这一进程。练习阴瑜伽拉伸深层结缔组织会刺激产生透明质酸。这就是为什么阴瑜伽会被称为"青春之泉"的原因。

深筋膜具有许多重要功能，深筋膜内有丰富的感觉受体，可以检测到疼痛程度、运动变化、温度波动、振动变化、压力变化，以及化学变化。基于这种感觉输入，深筋膜通过收缩、伸展或改变其成分来应对变化。例如，突发紧急情况时，身体会产生应激反应，此时筋膜内会产生强烈收缩反应。这种快速收缩会给人们带来巨大的力量。为什么人们能爆出巨大的力量？伸张的筋膜助人们一臂之力，从而获得了非凡的力量。

纤维原细胞是一种构建胶原蛋白的细胞，是动物结缔组织中最常见的细胞类型。纤维原细胞的主要功能是通过分泌产生细胞外基质的成分来维持结缔组织的结构完整性。除了提供关键的结构支撑外，纤维原细胞在组织受伤时也起着关键作用。它们充当了应急响应者，提醒免疫系统有微生物侵入，并为后续身体的恢复奠定基础。

　　细胞外基质内的胶原蛋白和某些蛋白质使筋膜变得更强壮、更厚实。胶原蛋白通常称为"复合蛋白"，因为它含有 19 种氨基酸。甘氨酸是存在于胶原蛋白中的一种特定的氨基酸，可促进肌肉生长。虽然这能够帮助身体产生更大的力量，但身体需要付出代价。在某些情况下，身体会开始失去柔软性，而且无论是身体的哪一个部分产生了额外的胶原蛋白，身体的运动范围都会受到影响。专业健美运动员便是典型例子，他们有健硕的肌肉，但却无法以本应具备的移动方式进行移动，诸如脱掉衬衫、系鞋带或者背部挠痒等简单的动作几乎都无法完成，对于他们来说，力量实际上已成为一种障碍（Clark，2012）。

　　如果你不能使用力量，那拥有它又有什么意义呢？好在当收缩放松时，细胞外基质可以恢复灵活性。放松筋膜系统可进行各类重塑。细胞外基质内的巨噬细胞吞噬了持续收缩产生的额外成分。巨噬细胞是一种白细胞，能够吞噬细胞碎片、外来物质和癌细胞，它们就像疏松结缔组织的门卫。随后，筋膜成分会产生更多弹性蛋白并恢复组织的灵活性（Clark，2012）。

　　浆膜下筋膜　虽然练习阴瑜伽不会对这种类型的筋膜产生直接影响，但我们还是来讨论一下，以便大家了解更多，就当作是额外的友情提示吧。浆膜下筋膜有时也被称为内脏筋膜，用于支撑和悬吊各腔内的器官。每个器官被包裹在由薄浆膜隔开的两层筋膜中间。如果这些结缔组织过于疏松，则会导致器官脱垂（器官移位）；如果这些结缔组织过于紧张，则会限制器官发挥最佳功能。由此我们能明白平衡的重要性。

脊柱

　　瑜伽练习者认为脊柱是人体最重要的部位之一。脊柱是整个身体存在的基础，大脑获取的大部分营养均来自脊柱运动。人体可以没有胳膊或腿，但不能没有脊柱。

　　脊柱从头骨开始向下延伸至骨盆，前后两侧为韧带。脊柱由 33 块骨头组成，包括 24 块椎骨以及骶骨和尾骨的融合骨（参见图 2.9）。以下为脊柱的详细介绍。

颈椎

　　脊柱的颈部区域包含颈部的 7 块椎骨。寰椎是头骨与颈椎顶部的连接关节。

阴瑜伽体式的科学

你可能听过"没有付出就没有收获"这句俗语，在健身训练时使用这句话，是指如果没有运动到痛苦的地步，那么就是在浪费时间。而有些人听到这样的解释就开始以伤害自己的方式开始锻炼。这种解释令人很棘手，因为在锻炼时我们要根据具体情况而定。实际上，有益的痛苦与有害的痛苦是兼具的。当骨头磨成骨质，或特定身体部位上承受了过多的身体压力时，就会产生有害的疼痛。通常在这种情况下，疼痛会表现为尖锐、灼热或麻木的感觉。此时，身体在向你反馈消极的信息。另一面是有益的痛苦，例如，当你最喜爱的按摩治疗师为你的身体进行按摩，他们的肘部按压你背部绷紧的部位时，这也是很痛苦的，当时的感觉并不好。但当他们让紧张部位处舒缓，该区域血液流通顺畅时，紧张感就会得以释放，随后就会感觉好多了。在经历了不适之后，得到的是舒适的感觉。而相反的是，如果按摩治疗师在按压时用力过猛或者将肘部按压到骨头上（例如脊柱），则会引发有害的疼痛，并且你的身体会产生反抗。

同样地，当你在练习阴瑜伽体式时，需要分辨出有益和有害的疼痛的差异。你要将自己想象为既是按摩的给予者又是按摩的接受者。寻找自己身体的僵硬部位，找到萎缩和紧绷区域会产生的不适感，这都是有益的痛苦。有益的痛苦是积极应力的另一种形式。你可以以积极应力的方式进行阴瑜伽练习。

为了吸收阴瑜伽的治疗效果，应对身体组织施加积极应力。3种应力类型分别为抗压应力、拉伸应力和剪切应力。抗压应力是将组织压在一起，就像挤压或压缩手里拿着的橡胶压力球。拉伸应力是指拉伸身体组织，可以想想如何拉伸橡皮筋或一片盐水太妃糖。剪切应力即扭曲身体组织，就像拧干一块海绵。

在瑜伽练习中，我们会进行这3种方式的练习。就像可以通过挤压、拉伸和扭曲来清除海绵累积的毒素一样，同样，也可以为身体进行这样的净化。事实上，瑜伽练习者认为人体就像一块大海绵，可以吸收环境中存在的任何东西。不幸的是，世界许多地方都存在污染，而那些毒素最终会进入人体内。你可以为身体做的最好的事情之一便是每天挤出毒素，保持健康，帮助身体清除毒素。

现在让我们想象一下自己正在以阴瑜伽的睡天鹅式来进行排毒（参见图2.8）。将一只腿弯曲，另一只腿直接伸到身后，躯干压向身体前方的腿。根据身体情况，还可以在前臀部或前额下方放置一块支撑物。当开始练习这个体式时，第一件事就是要找到自己的耐受边缘，边缘这面阻力墙会使你无法再进一步压迫身体，并以温柔的方式向前倾斜。你要知道对于阴瑜伽练习来说，时间任由自己掌控，所以不要急于达到任何目标。要保持内心的安静，倾听身体感觉传达的任何生物反馈。通过微调体式，寻找身体的最佳有效点，就像一个寻找完美音高的音乐家，在找到完美音高之前，通过鼻子呼吸，以轻柔的动作来达到静态。最初，当你开始练习时，会拉伸关键的肌肉，如髋部屈肌、腰肌、梨状肌和竖脊肌，而拉伸就是对这些肌肉组织施加的积极应力。

在其他瑜伽类型中，可能会在保持体式30秒后结束，但这限制了通过时间流逝

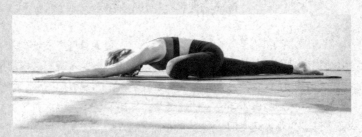

图 2.8   睡天鹅式

带来的益处。大约 90 秒后会进入下一个阶段，进入锻炼深筋膜和结缔组织的阶段，如锻炼肌腱、韧带、关节囊，甚至骨骼。这时，便会开始收获积极应力带来的益处。对暴露的组织施压会产生积极应力效应，此时，纤维原细胞开始起作用。当对筋膜内的纤维施加压力时，纤维原细胞会分泌化学物质，重新排列胶原蛋白，使组织变得更强壮。纤维原细胞在重排弹性蛋白纤维的过程中也会产生类似的功能，使筋膜变得更柔软。这个过程对肌腱和韧带有积极作用。

练习示例中的睡天鹅体式受益的主要部位是臀部和髂胫束。髂胫束沿着大腿外侧延伸，据说它非常坚固，甚至可以支撑汽车的重量。但我们对髂胫束是如何形成的，就不得而知了！由于脊柱屈曲，睡天鹅式还会拉伸腰椎的韧带。通常下背部韧带是身体中最柔韧的部分。然而，随着年龄的增长，弹性蛋白纤维矿化，与其他纤维发生粘连，因此会受到更多限制。但是持续练习睡天鹅式这种深度拉伸体式可使弹性蛋白纤维保持分明有序、使韧带保持健康。

除了对结缔组织具有积极影响之外，练习阴瑜伽也对骨骼有益。我们已了解到，骨骼的外层是骨膜，骨膜由纤维结缔组织构成，不健康的骨膜会导致骨头像处于压力下的干树枝一样咔咔作响。然而，对骨骼施加积极应力会刺激身体的纤维原细胞生成更多的胶原蛋白。随着更多胶原蛋白的产生，骨膜变得更耐用并更具富弹性，并以此适应压力，就像一棵具有活力的树。随着时间的推移，对身体施加压力时会发现，干枯的树枝变得鲜活了。充满活力的树具有水分和柔韧性，它的弹性使其树枝免受压力的损害。

这就是为什么在练习过程中，你的骨头经常都会感觉到这种拉伸。其影响实际上已深入身体内部，整个筋膜基质都在承受应力，并且从中受益。3~5 分钟后，缓慢结束睡天鹅式的练习。通常会感到拉伸区域有压痛感，因为打开连接组织需要很长时间，相应地，恢复到原来的位置也需要很长时间。其实那种沉闷、疼痛的感觉是一种好现象，因为结缔组织连接着一个庞大的网络，练习阴瑜伽的好处将会通过所做的每一个动作体现出来。你很可能就会注意到，在释放了不必要的紧张感之后，睡眠质量也得到了改善。

胸椎

　　胸椎位于脊柱的中段，包含 12 块椎骨。肋骨附着于胸椎部分。

腰椎

　　脊柱的腰椎区域包含下背部的 5 块椎骨。在现代生活中，因为人们工作、开车和吃饭长期保持着坐姿，所以腰椎承受的压力非常大。

骶骨

　　脊柱的骶骨区域包含与骶椎融合的 5 块椎骨。骶骨连接髋骨和最后一块腰椎骨。

尾骨

　　脊柱的尾骨区域包含与尾骨或尾椎融合的 4 块椎骨。尾骨可以保护整个脊柱不受坐姿带来的冲击。

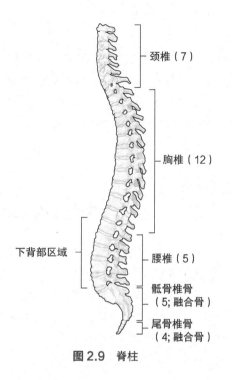

颈椎（7）

胸椎（12）

下背部区域

腰椎（5）

骶骨椎骨（5；融合骨）

尾骨椎骨（4；融合骨）

图 2.9　脊柱

　　每相邻椎骨之间都有椎间盘，椎间盘由纤维软骨组成。椎间盘和脊柱的自然曲线都具有减震作用。我们从侧面观察一个健康的脊柱时，会看到它共有 4 次弯曲：向前弯曲的颈部（颈椎），向后弯曲的胸部（胸椎），向前弯曲的腰部（腰椎），以及向后弯曲的臀部（骶骨脊柱）。向前弯曲的形状被称为脊柱前凸曲线，向后弯曲的形状被称为脊柱后凸曲线。脊柱曲线除了能保护脊柱免受冲击外，还有助于保持平衡，并构成头部位于骨盆上方的形态，从而使人能够直立行走。

　　脊柱保护着脊髓，脊髓是中枢神经系统的一部分。脊髓是大脑向身体其他部位发送信息的高速通道，它由白质和灰质组成。白质是由髓磷脂覆盖的神经；髓磷脂是由脂肪和蛋白质组成的一种白色脂肪物质，可隔离某些神经细胞的轴突。灰质没有髓磷脂覆盖，因而其外观呈灰色而不是白色。基本上白质和灰质是通过脊髓传递信息的大束神经。这些神经通过与脊髓相关的其他神经分支直接或间接连接在一起。

　　脊柱检查员杰里米·布鲁克博士是加利福尼亚州洛杉矶的脊柱按摩师和解剖学

教师，他的观点如下。

脊柱是大自然中最强大、最复杂的"建筑杰作"之一，脊柱具有稳定性和灵活性，旨在提供保护、运动和呼吸功能，以及使人类能处于超意识状态。我们必须极度谨慎地对待这个人体组织，因为它是身体核心，一切组织都依靠于脊柱。脊柱还是人体的基础。但不幸的是，人们现在

有益的疼痛和有害的疼痛

作为一名瑜伽练习者，需要能够辨别有益的疼痛和有害的疼痛。人体经验可以让人自然地感受到身体内部的不适。不可避免的是，练习阴瑜伽时会遇到困难，这是很正常的。如果你做过按摩治疗，那么就会明白什么是有益的疼痛。按摩治疗师经常用拇指或肘部推压身体紧张的部位，按摩时的感觉并不那么好，你甚至会流露出痛苦的表情。但是在按摩治疗结束之后会发生什么呢？你很可能会感到非常放松。但愿按摩治疗师也为身体带来了一定的益处，即使他们只是在推压肌肉组织，也应该具有较高的技术。当你在按摩后感到很轻松时，你很可能会再次去做按摩治疗。

从某种程度上说，阴瑜伽练习就像按摩一样。而对于阴瑜伽来说，练习者既是按摩的给予者又是接受者。这意味着如果练习者适应了自己的身体，那么应该能够获得有益的不适感，但这种不适感又不会过多。

如何知道这是不是有害的疼痛呢？尖锐、麻木或灼热的感觉便是身体在发出提示。这种情况下有几个选择。首先，可以尝试停止练习，有时练习速度太快或程度太深会导致身体没做好准备。其次，可以采用体式描述中提供的变式姿势，有时使用支撑物可以立即发挥出效果。一旦身体失去解剖学上的完整性，补偿法则就会出现。发生失调时，身体的其他部分将被迫对失调部位进行补偿，通常这会使对失调部位进行补偿的这部分身体变得紧张。最后，有时因为身体构造的不同，有些体式可能永远无法做到位，无论能伸展到什么程度，可能都会无法做到某个体式。在这种情况下，请找到更适合自己身体的体式变式，以锻炼相同的肌肉群。

骨头磨成骨质永远都不是一个好现象，要保持寻找深筋膜内的伸展。在停止长时间保持的阴瑜伽体式时，通常会有平静的感觉，有时还会有沉闷、酸痛的感觉，但千万不要着急去驱赶这种感觉，要给身体充分的时间来适应它刚刚经历的深度伸展，要将内观带入每一次练习。

平均每天有 16 个小时都处于坐姿状态，而椅子上却没有舒适的设施。坐姿对于脊柱的损害就像是糖果对牙齿的损害！美国大多数人们已失去了脊柱的 S 曲线，并且许多人的颈部曲线也发生逆向转变。我每天都能见到失去颈部自然曲线的人。脊柱旨在保护脊髓，是我们生命的核心基础！长时间处于坐姿状态会对神经系统造成压力，并会对身体自身交流、保持平衡和活力造成干扰。失去脊柱的 S 曲线，分布于关节的重量将移至椎间盘上，从而导致椎间盘发生脱水、变平、撕裂和萎缩，甚至丧失正常功能，加剧疼痛。所以，现在请问问自己能做什么来改变。具有矫正脊柱功效的一个积极简单的措施便是开始练习阴瑜伽。身体是为运动而设计的！

正如前面所说，脊柱对于我们的健康和幸福生活有着关键作用，那为什么在众多形式的运动和健身中经常忽视这一事实呢？这可能是因为脊柱并非是一个可以展现出来的身体组织。健身房里的人在锻炼着胸部肌肉和肱二头肌，以塑造他们的体型，但是很少有人仅为了脊柱健康而运动。而瑜伽练习者会进行相应的脊柱锻炼，在之后的章节中，你将发现练习阴瑜伽会对身体和脊柱带来显著的益处。

当然，请不要误认为我是在贬低那些去健身房的人群，我也同样热衷于交叉训练。

"拥有灵活的脊柱即拥有灵活的思维。"

——约吉·巴詹

我希望你在阅读了"阴瑜伽的解剖学基础"这部分内容之后，能够了解练习阴瑜伽能为身体带来的益处。如果你想更深入地探索，了解整本书的关注重点——筋膜，请参阅参考文献以获取更多建议。如果没有兴趣深入探索相关知识，那么你至少应了解整个身体都遍布结缔组织，结缔组织将身体的各个部分连接在一起，并执行着复杂的功能。身体某个部位发生变化会牵连整个身体，如果结缔组织网络变得不健康，那么整个系统都会受到损害。

神经系统

人类的神经系统是一种进化结果，神经系统使大脑能够与其 50 万亿个细胞进行连接。神经系统的功能是以感官感知外部世界，再通过每个细胞的内在膜蛋白将这些信息传播至每个细胞。这使身体的所有细胞都能作为一个整体进行运作。细胞、组织和器官和谐共处能够提高效率和生产力，是人类生存的关键。

什么是自主神经系统？

人体进化的目的是达到平衡，从科学角度来讲，即所谓的体内稳态。调节身体功能的自主神经系统能在运动时保持体内平衡。

我依稀记得在我女儿幼年时，有一天下午我和她在咖啡馆吃饭，我点了寿司，盘子旁边是一堆绿色的东西。我的女儿特别爱吃鳄梨，她惊呼道："太好了，鳄梨酱！"我们来不及阻止她，她就把一大勺芥末放进嘴里吞下去了。大约 2 秒后，她脸色通红，眼睛开始向后翻着，嘴巴张得很大，然后吐得满桌子都是。身体有着令人惊奇的功能，当发生不正确的事情时，它知道如何自我纠正。如果我女儿没有吐出芥末，那就有可能会严重伤害她的肠胃。

保持和调节体内稳态时发挥最大作用的身体系统便是自主神经系统。自主神经系统有时也被称为潜意识神经系统，对维持健康起着十分重要的作用。它可以自动控制心脏活动、血压、呼吸、肠道活动、温度调节，并具有其他多种功能，而无须外在的帮助。人们很容易将这些功能视为理所当然，但实际上我们应该去感激自主神轻系统的功能。自主神经系统由两个相互连接的部分组成：交感神经系统和副交感神经系统。

交感神经系统

交感神经系统负责生成能量并使身体具备应压能力，其通常在白天更为活跃。交感神经系统与身体相互作用的方式包括扩张瞳孔、抑制唾液流动、加速心跳、扩张肺部、减缓消化、产生肾上腺素和葡萄糖，以及抑制膀胱收缩。

交感神经系统与通常所说的急性应激反应有关。回到原始社会，把自己想象成一个负责寻找食物的穴居人，突然间你看到一只巨兽从灌木丛中向你冲过来，这是一只凶猛的剑齿虎，在它心里你是它下一顿的食物！在对剑齿虎做出反应时，你的应激反应系统开始起作用，从下丘脑到垂体，再到肾上腺轴，这条线称为肾上腺皮质轴，此时它会开始发挥作用。来自肾上腺的皮质醇、肾上腺素和其他压力激素像潮汐一样涌入身体，让你做出选择：要么搏斗，要么逃跑。假设你从这一原始生存条件中存活了下来，在压力源（剑齿虎）消失后，你的应激激素恢复到正常水平，一切都会变得正常了。

回到现在，剑齿虎已经被不同类型的压力源所取代。这种压力源便是现代生活中的方方面面，包括账单、各类事项的截止日期、家庭承诺、气候变化等。也许你认为自己只会对威胁恐惧才会发生应激反应，而对于此事我感到很抱歉！但不幸的是，这份压力源列表并非详尽无遗，还有许多能够加入的事项。与人类祖先的不同之处在于，面对如今的这些压力源，我们无处逃遁。我们遨游在压力超负荷的现实中，许多人陷在压力之中，他们的交感神经系统也十分活跃。

对于健康来说，没有比压力更大的敌人了。压力比任何其他事情都更具威胁性，可以对生活中的各个方面造成严重破坏，损害身体健康、破坏人际关系、影响工作和学习，甚至剥夺享受生活的能力。潜在的压力源可能包括以下内容。

- 身体——诱因包括不良的饮食选择、变应原、身体创伤、过度劳累、缺乏运动、疾病和缺乏深度睡眠。
- 情绪——诱因包括关系破裂、死亡、亲人生病、过去未排解的愤怒，以及压抑的情绪。
- 社会——诱因包括失去工作、财务问题、与同事及家庭成员的不健康关系或在社区中的不健康关系等。
- 环境——诱因包括环境毒素、计算机、手机、家用电器和荧光灯。
- 精神——诱因包括缺乏目的、缺乏与更高权力的联系、缺乏信心，以及与自然环境脱节。

压力会增加应激激素和皮质醇水平。一旦压力过大，皮质醇水平也会随之急剧升高。以下是皮质醇水平缓慢升高带来的一些影响。

对食物的渴望增加	焦虑加剧
脂肪增加	加剧恐慌
大脑萎缩	加剧抑郁情绪
免疫系统受到抑制	情绪波动
性欲降低	脑功能下降
肌肉质量降低	经期综合征症状增加
骨密度降低	

2007 年发表在《美国医学会杂志》上的一项研究指出："暴露于慢性压力中被认为具有最大的毒性，因为它们极有可能引起病人的情绪、生理和行为反应的长

期或永久性变化。"（Cohen，Janicki-Deverts & Miller，2007,1685）。压力的破坏性也会影响身体最重要的器官之一——大脑。压力对大脑具有很大的破坏性，因为它会导致大脑退化和萎缩（Kharrazian，2013）。

负面压力是引发心脏病、癌症、胃肠道疾病、皮肤问题、神经和情绪障碍、感冒、关节炎、疱疹、艾滋病、阿尔茨海默病的主要因素，睡眠障碍也与压力有关。为了从健康的睡眠中获益，人体必须形成正常的激素生成周期，特别是要形成正常的皮质醇生成周期。当身体处于适当平衡状态时，皮质醇水平应在早晨（早上6点~8点）处于最高状态，在晚上处于最低状态。在入睡后，皮质醇水平下降，身体会释放可以促进睡眠的褪黑激素和血清素，从而带来深度充电式的睡眠。

然而，对于数百万人来说，压力会干扰睡眠过程。当人体被压力压倒时，皮质醇水平会在深夜持续升高，这会阻碍深度安宁的睡眠。如果这种情况持续发生，皮质醇的生成周期可能会自行颠倒，造成严重的不平衡。因此，皮质醇水平在早晨会很低，导致感到疲惫和疲倦。通常人们筋疲力尽时会依赖于咖啡因为他们提供能量。然而这是一种假能量，咖啡因会加剧皮质醇的生成周期颠倒。在适当、安静的睡眠期间，人体的细胞会排出毒素并进行自行修复。诸如这样的事例还有很多。睡眠不正常会降低细胞的健康程度，从而大大增加患上疾病的风险。

简而言之，生活中的压力越大，交感神经系统就越占主导地位，因此会导致以下问题。

- 睡眠质量会变差。
- 容易感到疲惫。
- 更多的炎症会对细胞、组织和器官造成伤害。
- 会加速衰老过程。
- 负面情绪越来越多。
- 认知功能会受到限制。
- 增加生病和患上重大疾病的风险。

但需要注意，有害的压力也对应着有益的压力。某些类型的压力是保持健康的重要部分，身体需要这些有益的压力。在本章的前面部分我们已探讨了对结缔组织施加积极压力会使其更坚固、更具持久性。外太空中的宇航员可以作为身体缺乏积极压力的一个典型例子。宇航员的身体失去了重力这一积极压力会损失肌肉质量和骨密度。确定压力为消极或积极的方式在于身体是否将压力源视为威胁。如果压力被确认为消极的，身体就会进入防御模式。总之，消极压力泛指导致身体、精神或情绪紧张的任何因素，这些因素会破坏身体的平衡，也容易导致疾病。

以下总结了与交感神经系统相关的功能和情绪。

功能	*情绪*
保护身体免受攻击	意愿
与急性应激反应相关联	愤怒
升高血压和血糖	欲望
增加体温	恐惧
调节大脑、肌肉、甲状腺、肾上腺、	烦躁
胰岛素、皮质醇和甲状腺激素	内疚
	沮丧

副交感神经系统

与交感神经系统相反，副交感神经系统负责能量的恢复、再生和修复，其通常在夜间更为活跃。副交感神经系统与身体相互作用的方式包括刺激唾液流动、减缓心跳、收缩肺部、刺激消化、刺激胆汁释放和收缩膀胱。一般来说，交感神经系统与表现有关，而副交感神经系统则与休息和恢复有关。

副交感神经系统功能越强，你就越健康。世界级运动员的教练都明白身体会在休息状态下变得更强壮，而不是在运动状态下。

许多顶尖的医生都在针对健康的副交感神经活动的重要性进行讨论。迈克尔·加利泽博士和拉里·特里维耶里博士都是公认的综合医学专家，他们持有以下观点。

副交感神经系统会滋养身体，并会治疗和重建身体。当以积极的方式主导它时，它会刺激和增强免疫功能、循环消化功能和整体胃肠道功能。副交感神经系统还可以改善肝脏、胃、胰腺和肠道的功能，并能够降低心率和血压，同时能增加让身体"感觉良好"的激素内啡肽。只有副交感神经系统对身体处于主导地位时，身体才能达到深层次的休息和恢复。实现并保持健康的副交感神经状态对于治愈身体和精神（情绪水平）至关重要。副交感神经占主导会使人能更轻松满足地活在当下，从而平静而充满活力地应对日常生活中的挑战。

　　副交感神经系统与迷走神经密切相关，迷走神经是副交感神经用于发送神经脉冲和信号的主要途径。迷走神经源自称为延髓的脑干部分，从延髓开始，延伸至结肠，为沿途的器官提供副交感神经纤维。因此，迷走神经有助于调节身体大部分内脏器官及其功能的体内稳态，包括心率、呼吸和胃肠蠕动，它还与骨骼肌的控制、视觉、听觉、语言有关。

　　身体得到越多的休息和恢复，副交感神经系统就越占优势，才能达到以下效果。

- 更有效地管理压力。
- 睡眠质量更好。
- 能更好地调节身体的炎症反应。
- 细胞会更健康。
- 感觉越好。
- 大脑会更高效。
- 减缓衰老过程。
- 变得更健康、更快乐。
- 生活质量会随之提高。

以下总结了与副交感神经系统相关的功能和情绪。

功能

治愈、再生

帮助休息和恢复

激活吸收和排毒功能

提高免疫功能

调节肝脏、肾脏、胰腺、脾脏、胃、小肠、结肠和甲状腺等

情绪

满意

感激

宁静

平静

放松

增强剂

食用富含钾的食物（如鳄梨、香蕉、深色绿叶蔬菜）和钾补充剂

饮用温热的饮料，避免饮用冷饮或增加糖分的饮料

饮用薄荷茶、薰衣草茶

进行深呼吸练习

漱喉

大声唱歌

练习瑜伽（必备选择！）

沉思

自主神经系统的平衡

为了健康的生活，我们必须找到身体的平衡。当失去这种平衡时，我们就有可能会患上自主神经系统功能障碍。迈克尔·加利泽博十和拉里·特里维耶里博士在他们的书 *A New Calm* 中写到以下内容。

> 对于大脑和脊髓向心脏、膀胱、肠道、汗腺、瞳孔、血管传递信息的功能，尤其是迷走神经功能，自主神经系统功能障碍或自主神经功能障碍都会对其产生负面影响。自主神经失调会引起一系列的健康问题，包括过度疲劳和口渴、血压过高或过低、心律不齐、呼吸困难或吞咽困难、便秘和其他肠胃问题、膀胱和尿道问题。自主神经失调还可能是引起慢性疲劳综合征、纤维肌痛、肠易激综合征和间质性膀胱炎的一个因素。

自主神经失调会引起的问题太多了，而不幸的是它还会引发更糟糕的事。加利泽博士和众多医生正在致力于研究交感神经如何成为引发致命疾病（如心脏病、癌症和中风）的主要原因。

G.布拉克·霍洛韦博士是一名神经科学家和临床自然疗法师，他对功能生物学、临床营养学、正分子医学、应用心理生物学、行为科学、生物物理学、成瘾

医学和针灸方面都有所研究。他还是神经镇定（NuCalm）的创造者，神经镇定是唯一一个针对平衡和维持自主神经系统健康方面的系统，并且拥有相关专利。以下是霍洛韦博士关于交感神经系统发表的观点。（引自加利泽和特里维耶里的观点。）

> 患有成瘾和（或）创伤后应激障碍（创伤后应激综合征）的人群，以及患有焦虑和抑郁症的人群共同的问题是，他们的交感神经系统基本上处于主导地位。

我们知道，以药物治疗创伤后应激障碍的传统模式不再受到欢迎，因为这种模式会造成很高的自杀率。在目前的模式中，受益最大的是制药公司。以下是加利泽博士和特里维耶里博士共同书写的著作 *Outstanding Health*（2015，340-341）中的内容。

> 持续用药是导致老年人患上阿尔茨海默病和其他脑部疾病（包括谵妄）的主要原因之一。对于一次服用多种药物的人来说尤其如此。常规用药引起的常见的副作用还包括焦虑、"脑雾"（Brain fog）、抑郁、行为不稳定和产生自杀念头。在某些情况下，单独或联合服用药物甚至可能会导致脑损伤。

治疗疾病时，治疗方法实际上有时可能会产生副作用。在某些情况下处方药会有帮助，但我们还需要采取更全面的方法来弄清楚病因，而不应仅是关注表面症状。

在美国，患病死亡的头号杀手是心脏病。就我个人而言，我过世的亲人中就有人患有心脏病。而就在我写作本章之时，我妻子的祖父也因心脏病发作命悬一线。过去心脏病常见于男性，而现在这种疾病对女性的影响也越来越大。根据美国疾病控制和预防中心 2016 年的数据，美国每年死亡人数中有 1/4 的人口死于心脏病。

高血压是心脏病的主要前兆，它会引发心脏病和中风。美国疾病控制和预防中心的数据显示，1/3 的美国人患有高血压，另有 1/3 的美国人处于高血压前期，即他们患有高血压的风险很高。受这类疾病折磨的人数多到惊人。

针对心脏病诱因的科学研究已取得了进展。在 20 世纪 50 年代，人们认为心脏病的主要诱因是高胆固醇。富含胆固醇和脂肪的食物因此受到了诋毁。医生建议患者尽量减少或避免食用此类食物，他们还为患者开具降胆固醇的药物，包括他汀类药物。他汀类药物目前仍然是美国使用最广泛的一类药物之一。加利泽博士和特里维耶里博士对此进行了以下说明。

> 他汀类药物对心脏病的预防作用很小，事实上，对 65000 多名无心脏病预兆状况的人进行了分析，他们使用他汀类药物的时间长达 5 年，分析发现这些药物对 98% 的人没有任何益处。

这项研究证明了他汀类药物对预防心脏病是没有作用的，甚至就连安慰剂的效果都比它更加明显。除了功效不明显外，他汀类药物还具有严重的副作用。加利泽博士和特里维耶里博士曾写过以下内容。

> 针对他汀类药物进行的这类研究和其他研究结果使我们产生了以下质疑。胆固醇真的是心脏病故事中的反派角色吗？实际上并非如此，那么如果胆固醇不是真正的恶棍，那谁又是那个大反派呢？越来越多的研究将其归因于炎症，这可能是饮食不良、不健康饮食和高压力造成的。当体内发生炎症时，胆固醇会随之升高。胆固醇是人体防御系统的一部分，可以保护人体免受炎症侵袭。

对于心脏病和许多其他自身免疫性疾病而言，还有另一个罪魁祸首同炎症一样需要进行治疗。托马斯·考恩博士多年来一直致力于研究心脏病及其病因，他发现患上心脏病及其发作的主要原因是副交感神经系统功能下降。考恩博士的发现改变了游戏规则，并成了潜在的救生员。

与考恩博士一同进行研究的还有其他医生和科学家，他们一致肯定了这一观点。备受推崇的医学期刊 Circulation 与美国 Journal of Cardiology 杂志，已刊登了副交感神经系统功能下降是心脏病发作的重要诱因的观点。Circulation 杂志中的一篇文章称："交感神经系统活性与心力衰竭患者病症结果之间的联系具有大量证据。相比之下，副交感神经活性具有复杂的心血管效应，而我们对这种效应的认知还处于起步阶段。"以下为该文章作者对其发现的总结。

阴瑜伽与运动表现

运动员、教练和运动训练员一直在探索着身体的极限，但他们现在比以往任何时候都更加重视运动训练后的恢复。慢性压力会对运动员的身体、精神和情绪产生负面影响。为了发挥出最佳水平，运动员需要身体的每个部分都处于积极状态。而当运动员妥善处理压力时，他们便会发挥出十分出色的水平。

但如果运动员没有得到适当的休息，便会陷入各种各样的困境，包括表现不佳、倦怠，甚至还会导致严重受伤。交感神经系统占主导可能会导致严重威胁健康的后果，从而会影响运动员的表现。为了发挥出最大的潜能，运动员必须努力保持训练与休息之间的平衡，正如那句俗语："刻苦训练的同时还要好好休息！"

在训练计划中加入阴瑜伽练习，将增强副交感神经系统功能。练习阴瑜伽会抑制皮质醇和肾上腺素的分泌，从而促进深度放松。这种放松使脑、心和肺同步连接，从而激活膈肌呼吸。这增加了富氧红细胞的流动，并使身体进入肌肉愈合和恢复模式。身体减少了因训练而堆积的乳酸，减少了炎症，从而进一步加强休息和恢复效果。

阴瑜伽为运动员带来了更多能量，僵硬的身体需要耗费更多能量来移动。运动员通过阴瑜伽练习使身体变得更加柔软，从而节省了更多能量。而过剩的能量可以用来增加力量和耐力。

对于大脑的峰值性能来说，阴瑜伽练习可以打开副交感神经系统，增加大脑皮层和前额叶皮层的血流量。此类大脑组织有助于进行更高效的判断，从而能做出更好的决策。因为在体育运动中，运动员需要在极短的时间内做出一系列的决定，所以大脑功能处于最佳状态对于运动员发挥最佳水平至关重要。

在我的职业生涯中，让我感到荣幸的是我的瑜伽课程受到了各类运动员和名人的赞许。有一次，我收到了 A.J. 波洛克的一封信，信上说他和他的团队要与洛杉矶道奇队进行比赛，他邀请我和我的妻子劳伦观战。

我永远不会忘记我们走过道奇传奇球场特别球场通道的那一刻。球迷涌入看台，电视台的工作人员正在进行赛前广播，现场运动员也在进行热身训练。整个球场充满了活力！

A.J. 波洛克看到我们，小跑过来打招呼。他对我的终极瑜伽课程表示了深深的感激，并称它为秘密训练武器之一。A.J. 波洛克在休赛期间会进行动态瑜伽练习，但在常规赛期间，他会进行更轻松的练习，包括阴瑜伽练习。

但显然，他的秘密"武器"已不再是秘密。他的队友们注意到他的表现有所不同，并开始向他询问，其中就有保罗·戈尔德施密特。在撰写本文时，保罗·戈尔德施密特，即大众熟知的戈尔迪，已成为全世界最佳棒球运动员之一。他是美国职业棒球大联盟全明星阵容中的一员，并获得了全国联赛汉克阿伦奖、金手套奖和银棒奖。

A.J. 波洛克叫戈尔迪来与我们打招呼，我立刻感受到了戈尔迪的善良和谦虚。和A.J. 波洛克一样，戈尔迪对瑜伽也表示赞许，并且特别强调了阴瑜伽的功效。戈尔迪说他在 A.J. 波洛克把他带到终极瑜伽世界里之后才对阴瑜伽有所了解。在练习了阴瑜伽一段时间之后，他的理疗师和训练师都注意到他的身体发生了巨大变化。他们看到他的筋膜和组织发生了显著的变化：被阻塞的深度紧张部位得到了释放，身体疼痛减轻的同时活动能力也得到了改善。对于这个"美国第一垒手"的人来说，这些效果太重要了。

A.J. 波洛克随后又与亚利桑那响尾蛇队的三垒指导教师马特·威廉斯打招呼。马特·威廉斯是一名前职业三垒手，曾与旧金山巨人队和克里夫兰印第安人队参加过世界大赛，于 2001 年与亚利桑那响尾蛇队一同夺得冠军。A.J. 波洛克和戈尔迪启发了威廉斯教练，他也开始进行瑜伽练习，他将瑜伽称为治疗衰老的药物。威廉斯说练习瑜伽对他来说并非易事，但在练习完之后他会感觉身体有所改善，而且他现在已经是一名坚定的瑜伽"粉丝"了。我们开玩笑地说瑜伽的疼痛就像是下了地狱一样！

就在那次遇到马特·威廉斯后不久，他便被聘为华盛顿国民队的主教练。2014 年，他带领团队获得了国联东区冠军，并被评为年度全国联赛经理。一天，我浏览新闻时看到一篇文章，标题为"华盛顿国民队的瑜伽练习"，内容谈到了威廉斯教练希望整个团队都开始练习瑜伽。我阅读这篇文章时在微笑，因为瑜伽正在四处传播着力量，并帮助团队成员发挥出全部的潜力！

心脏的自主调节对心力衰竭具有重要影响。尽管交感神经活性升高与预后不良反应有关，但高水平的副交感神经活性可通过几种潜在的机制为心脏提供保护。这些对心脏起作用的副交感神经活动不仅受心脏毒蕈碱受体刺激的直接结果调解，而且还受到多种间接机制的调解。

加利泽博士和特里维耶里博士解释说："毒蕈碱受体有助于催生副交感神经效应，例如减慢心率和增加动脉平滑肌组织的活动。"以下为一篇发表于 *Journal of Cardiology* 杂志上的文章的部分内容。

在心力衰竭病症中，人们已经发现活化的交感神经系统，以及交感神经系统活性和迷走神经活性相互作用的不平衡。交感神经系统的异常活性会导致心力衰竭的进一步恶化。总之，我们必须认识到心力衰竭是一种伴有自主神经系统功能障碍的复杂综合征，应该对伴有自主神经系统活性和迷走神经活性减少的自主神经失调予以治疗。

以下为考恩博士在文章《心脏病发作的真正原因是什么？》中解释的导致心脏病发作的一系列活动过程。

首先是副交感神经系统的紧张性和愈合性活动降低，而在未满足这一条件的情况下，绝大多数病理学心脏病患者都不会发病；然后是交感神经系统活性增加，这通常会带来身体或情绪的压力。由于副交感神经长期受到抑制，这种交感神经活性的增加就无法得到平衡。

考恩博士在其文章中总结到"如果心脏病基本上是由副交感神经系统受到抑制而引起的，那么解决方案显然应是培养和保护该系统的功能，这就相当于我们培养和保护自己一样"。

在我们探讨这些知识与阴瑜伽的关系之前，让我们来了解另一个患病死亡的主要杀手——癌症。据估计，癌症将超过心脏病成为美国患病死亡的头号杀手。美国癌症协会预计，几乎每两个男性中就会有一人会患上某种类型的癌症。而对于女性，预计将有 1/3 会被诊断为患有癌症。尽管这些数据难以让人接受，但我们仍有一线希望。心理神经免疫学（psychoneuroimmunology，PNI）作为新兴的研究领域，为抗癌带来了真正的希望，它着重于研究引发癌症的心理和精神方面的诱因，还针对能够改善患者病情的因素进行了探索。

心理神经免疫学认为压力会对自主神经系统产生影响，并认为慢性炎症会给身体带来冲击，从而会创造特别有利于癌细胞存活的条件。霍洛韦博士将他的神经镇定技术用在了癌症患者身上，并取得了很大的成功，他的观点如下。（引自加利泽博士和特里维耶里博士的文章。）

> 癌症不是突然出现的，而是当身体免疫系统无法清除"流氓细胞"时，癌症就会得到发展。每个人每天都会产生癌细胞，但是致癌基因（一种与正常细胞生长有关的基因突变）会发出一条蛋白质信息，引发癌细胞死亡，我们将其称为程序性细胞死亡或细胞凋亡。但当这个系统（它是免疫系统的一部分）不起作用时，身体最终就会患上癌症。

在深入地探讨了慢性压力、交感神经占主导和慢性炎症的后果后，我们了解到每年全球数百万人患病死亡的原因与副交感神经系统活性不足有关。那么，阴瑜伽与此又有什么关系呢？我想在本书中传达的最重要信息之一便是阴瑜伽与很多方面都有着重要联系。阴瑜伽真正的意图是放慢节奏，让身体的各个系统功能达到平衡。在练习瑜伽时，会减少交感神经系统的活性，并激活副交感神经系统，减少皮质醇和肾上腺素的应激激素分泌，增加"感觉良好"的血清素和多巴胺激素分泌，同时能够减少炎症。而前额叶皮质的积极活性还会对急性应激反应相关的边缘脑起到调节作用。现在我们对整个大脑已有了完整的认识，对身体的休息和修复机制也有了新的认识，健康和长寿的关键便是让身体的连接组织处于水合状态，使它们坚固且持久。

平衡的生活状态可以预防诸多痛苦、疾病甚至是死亡。阴瑜伽以及健康的饮食、锻炼、适当的生活方式、冥想和优质的睡眠将极大地提高生活质量。阴瑜伽不是奢侈品，而是必需品。

> *"未来的医生将会减少使用药物进行治疗，但会让患者更加关注人体结构、饮食，以及疾病产生的原因和预防方法。"*
>
> ——托马斯·爱迪生

本章主要介绍了身体的内部环境，现在，我希望你在了解了阴瑜伽及其益处的科学原理之后，能够积极参与练习。练习阴瑜伽可以保持结缔组织和神经系统的健

个人旅程

杰里米·布鲁克博士

　　杰里米·布鲁克博士不仅是一名洛杉矶的脊柱按摩师，还是一名瑜伽练习者和运动专家。2001 年，布鲁克博士创立了脊柱推拿生命中心，将独特的治疗方法结合脊柱矫正医学原理、脊柱矫正方案、瑜伽和其他运动艺术形式，确保脊柱、身体和心灵能够同步一致。

特拉维斯：第一个问题是当我们练习阴瑜伽时，都会涉及哪些组织？

　　布鲁克：答案很简单，因为身体组织都是完全相连的。如果你真正地深入了解后，你会发现没有什么是分离的。没有起点也没有终点。所以，我认为练习阴瑜伽会涉及所有身体组织。但如果从技术角度回答这个问题，那么答案是练习阴瑜伽会拉伸结缔组织。如果进一步细分，便是拉伸筋膜，拉伸肌肉，触及肌腱以及韧带。根据个人的拉伸强度，特别是在练习阴瑜伽时，还会涉及扩张或压缩身体器官。

特拉维斯：当保持阴瑜伽体式时，通常需要多久才能够对结缔组织起到作用？

　　布鲁克：我在脊柱医学院的一位老师，名叫罗伯特·库珀斯坦，他曾发表过一篇关于这个主题的文章，他认为是 5 分钟。如果你想让阴瑜伽对筋膜和结缔组织产生效果，首先必须要放松，因为肌肉在紧张的状态下是无法对筋膜起到作用的。5 分钟是最长时间，保持一种体式 5 分钟就能改善筋膜。他也指出保持体式 1.5~2 分钟也能带来益处，但似乎保持体式 2~5 分钟能够带来最大收益。目前，我认为 5 分钟最为合适，因为大部分人都处于一个压力较大生活状态。我认为 5 分钟的时间不仅能够为身体组织带来益处，还能带来心理益处。

特拉维斯： 你最喜欢的阴瑜伽体式是什么？

布鲁克：我最喜欢的阴瑜伽体式已发展出了许多变式，我认为是鞋带式。我喜欢这个体式，因为瑜伽体式中很少有体式真正专注于臀部内转动作，往往是以外部旋转动作作为主导。

特拉维斯： 你最不喜欢的阴瑜伽体式是什么？

布鲁克：我认为是毛毛虫式。

特拉维斯： 你认为为什么人们应该留出时间练习阴瑜伽呢？

布鲁克：我认为一旦人们意识到阴瑜伽的好处，他们就会在生活中做更多能锻炼到副交感神经系统的运动了。许多困扰人类的疾病都是因为过度兴奋而导致身体过度紧张，从而使身体内部产生了过多的炎症和毒素。我们需要利用人体的恢复、再生和成长及发展功能来运转我们的免疫系统，从而带动能量系统运转。练习阴瑜伽便是重启身体功能系统的方式，这能恢复我们的能量水平，并帮我们远离急性应激反应。我还想说不要再犯傻了，身体的另一部分需要供给和营养，不要只做那些猛烈的锻炼，因为身体需要机会去恢复。

或者还可以说练习阴瑜伽对关节有好处，对韧带也有好处。练习阴瑜伽会使身体变得更加灵活，并会使生活中的各个方面都有更好的表现。那些只进行阳性能量运动的人，就像只阅读了一半故事，他们错过了另一半故事的精彩内容。

康，使大脑能够与所有细胞进行有效沟通。这种正确的沟通流程可确保身体保持最佳的活力状态。在我们旅程的下一阶段中，将共同探讨阴瑜伽的体式。

第 3 章
阴瑜伽的体式

"照顾好你的身体，
这是你唯一赖以生存的根本。"

——吉姆·罗恩

　　到目前为止，我们已经了解了阴瑜伽的背景和相关知识，认识了瑜伽的历史和科学。在本章中，将介绍实际练习时的阴瑜伽体式。多数流传至今的体式均源自阴瑜伽宗系，其他一些体式则是新增的扩展练习。不同的教师会用不同的名字称呼相同的体式。你可能会发现一些哈他瑜伽的体式在阴瑜伽传统体式中却有着不同的名称。对于每个体式，我都列出了名称、建议持续时间、益处、风险和禁忌、体式指导、变式和其他方案。我的目的在于尽可能多地提供信息，以便帮助你有效地进行练习（有关个人练习的更多详细信息，请参阅第 5 章）。在深入探讨阴瑜伽体式之前，先来了解一下阴瑜伽体式的 3 个定律。

阴瑜伽体式的 3 个定律

　　锻炼肌肉的方式与锻炼结缔组织的方式不同，如果想加强肱二头肌的肌肉，则可通过重复高强度的动作实现。例如，选择适当的重量，连续练习 8~12 个肱二头肌弯曲动作。这样的运动会打破肌肉组织，休息过后，如果给予适当营养，身体将修复和重建肌肉。然后在肌肉恢复后再次进行运动，效果会更好，从而能够更轻松地应对重量，身体知道如何去适应。

　　阴瑜伽的体式又是如何运作的呢？锻炼结缔组织并不需要快速动态的运动，而需要缓慢持续的保持。阴瑜伽练习者通常会以放松的状态保持体式 3~5 分钟，这会对结缔组织施加积极压力，从而触发身体的自然修复反应。这会使身体变得更强壮、更柔软、能保持一个动作更长时间，并且会随之触发一系列反应，使结缔组织变得更强韧。因为结缔组织几乎存在于身体的各部位中，所以阴瑜伽练习会为整体健康和表现能力带来益处。

　　但无论练习哪种阴瑜伽体式，都必须遵循以下 3 个定律，并请永远记住这些内容。

找到自己的边缘

　　当刚开始练习体式时，首先要寻找自己的边缘。边缘就像一道阻力墙，让你无法继续前进。想象自己轻轻地靠在那堵墙上。根据情况，阻力墙可能指明了身体组织的紧张区域，或可能指明了身体解剖学结构的限制。如果指明的是解剖学结构限制，而不是身体组织的紧张区域，那么说明运动范围已经得到了充分展现。保持体式旨在带来积极的不适感和有益的疼痛。

阴瑜伽体式

我们已经讨论了阴瑜伽体式的 3 个定律，下面开始进入阴瑜伽练习的细节部分。请注意，我和我的妻子劳伦所拍摄的照片仅为体式方式的示例，这些照片可作为通用标准，但是每个人的身体情况不尽相同，你可能更为灵活或相对具有局限性，我们每个人都有自己独特的解剖学构造和身体情况。因此，应尽力遵循体式指导，但要根据自身情况进行调整。如果你的姿势看起来与图片有所不同，那也没什么问题。要永远相信身体的智慧，让我们开始吧！

恢复静态

一旦找到自己的边缘，并找到最佳体式位置，便要开始寻找静态。寻找静态并不意味着不能调整体式，而是要用心去做。通常，我们的移动是无意识的，在保持体式的过程中感到不适时，许多人会试图逃离所感受到的不适，这可能是感到身体某部位有些许痒，可能是一种调整衣服的欲望，也可能是想要修剪指甲的欲望。你不会相信我在阴瑜伽练习中见到过多少人迷上了他们的指甲，如果你也想要修剪指甲，可在心里记下自己需要安排一个脚部按摩，然后将思绪拉回到阴瑜伽练习中，要避免产生不必要的行为。

让时间流逝

练习阴瑜伽不注重数量，而是注重质量。无须以课堂流程那样练习所有的体式，因为那不是重点。关键是要以深刻集中的方式在每个体式练习上保持较长的时间，而这样的练习时间将会展现出阴瑜伽的力量。保持的时间越长、拉伸程度越深，愈合效果就会越好，从而能够带来更好的感觉。所以为了获得阴瑜伽的益处，你要有耐心。变得拥有耐心将会是练习阴瑜伽时获得的额外奖励，越有耐心，压力和焦虑就越小。那么，应该保持体式多久呢？通常，保持阴瑜伽体式的最佳时间段为 3~5 分钟。

毛毛虫式

建议持续时间

3~5 分钟。

益处

毛毛虫式的训练目标是训练身体的背部，它不仅可以有效拉伸脊柱周围的肌肉，还可以为腹部内脏带来治愈效果。

风险和禁忌

因椎间盘突出而引起背部疼痛的人群，不应练习毛毛虫式。

体式指导

- 正坐在垫子上，双腿伸直。
- 两臂举过头顶，肩部下沉。从髋部开始，将身体向前下压至双手抓住脚掌或脚踝外侧。
- 向前拉动胸部并伸展脊柱。下压前侧肋骨（身体前倾）时要收腹，拉长躯干时要吸气。
- 额头向下，放松头部和颈部。

变式和其他方案

如果感到下背部疼痛或腘绳肌紧绷，则可弯曲膝关节，在坐骨下方放置折叠的垫子，或者可以使用瑜伽带绕过脚底来完成这个体式。

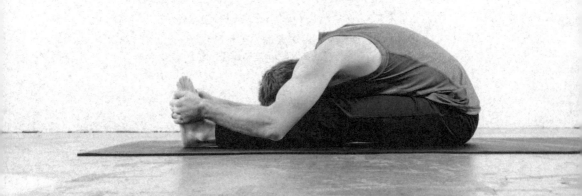

蝴蝶式

建议持续时间

3~5 分钟。

益处

蝴蝶式可拉伸臀部、大腿内侧和腹股沟肌肉群，并有助于减轻坐骨神经痛。

风险和禁忌

下背部疼痛的人群或膝关节损伤患者，请调整姿势或谨慎练习。

体式指导

- 正坐在垫子上，双脚脚掌并拢，然后将脚跟拉向身体。打开膝关节，向两侧下压。
- 使外臀部贴于地面，双手抓住脚掌外缘。
- 将身体向下压，让脊柱和背部得到伸展。
- 可以将手放在脚外缘或向前伸出手臂放在地板上。

变式和其他方案

- 腰背痛患者请在坐骨下方放置毯子或支撑物，以便抬高臀部。
- 如果有膝关节问题，请在外臀部下方放置一块瑜伽砖或支撑物。
- 下压程度比较大的练习者，如果有颈部损伤或颈部过度紧张，可用瑜伽砖或枕垫支撑物支撑前额。

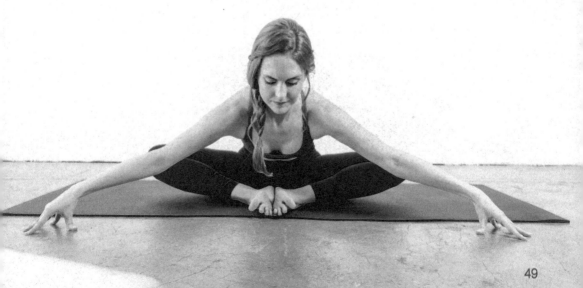

半蝴蝶式

建议持续时间

3~5 分钟。

益处

半蝴蝶式能够带来平静和舒缓的感觉，可拉伸脊柱周围的肌肉、腘绳肌和臀肌。

风险和禁忌

膝关节疼痛患者请调整姿势或谨慎练习。

体式指导

- 正坐在垫子上，单腿向前伸直，将伸出的脚轻轻弯曲。
- 弯曲另一侧腿，并将脚底压在伸直的腿的大腿内侧。
- 两臂举过头顶，从腰部两侧提拉身体，再从髋部开始向前下压身体，同时向前拉伸胸骨。
- 抓住伸出的脚掌或小腿，并放松向前弯曲的身体。
- 换另一侧重复一遍。

变式和其他方案

- 如果有膝关节问题，请在弯曲的膝关节下方放置垫子给予支撑。
- 旋转躯干，身体面向双腿大腿中间，然后沿着地板伸出双手，可加强内侧腿伸展（参见变式 1）。
- 为加强侧边拉伸，可将胸部向伸展腿一侧扭转，顺势扭转头部并让眼睛看向上方，将伸展腿一侧的手臂放置于伸展腿内侧，将另一只手臂向上或向外伸展（参见变式 2）。

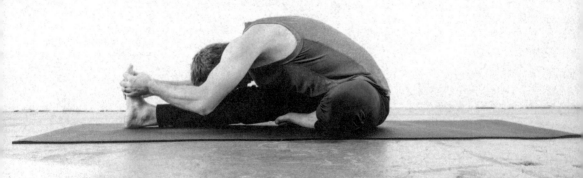

变式 1

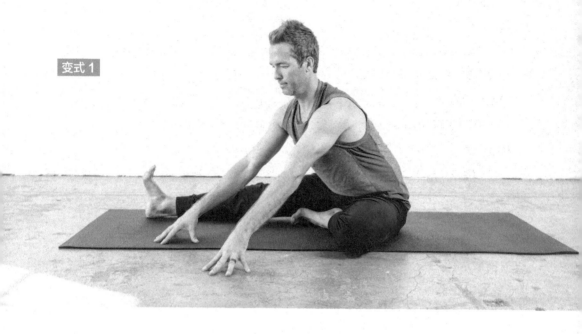

变式 2

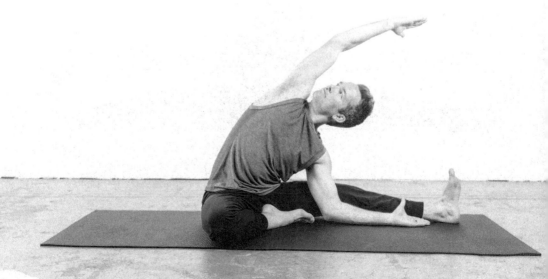

蜻蜓式

建议持续时间

3~5 分钟。

益处

蜻蜓式能带来平静、舒缓的感觉，可以拉长身体背部，为脊柱提供牵引力，并能打开腘绳肌和拉伸大腿内侧。

风险和禁忌

腹股沟受伤的人群、背部疼痛或椎间盘突出的患者不应练习蜻蜓式。

体式指导

- 正坐在垫子上，双腿分开。
- 轻轻弯曲双脚。
- 扭转大腿外侧，以保持膝关节笔直向上。
- 将躯干对准骶骨，并将坐骨贴紧地面。
- 向前伸展躯干，同时将手臂放在前方地面上，或伸出双手抓住小腿或脚。
- 肩胛骨下沉，远离耳朵。

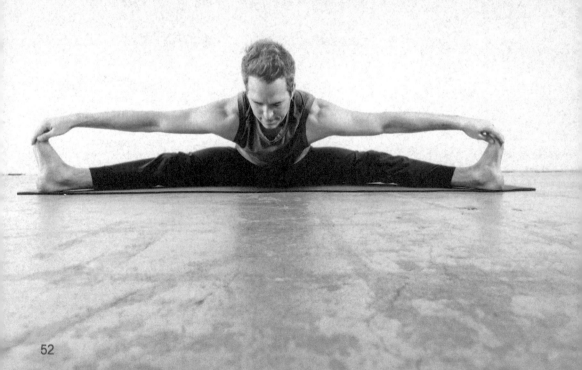

变式和其他方案

- 如果有背痛史，请在坐骨下方放置折叠毯子，务必谨慎练习。也可不下压身体，保持直立体式。

- 根据感觉将躯干朝一侧下压，伸出双手抓住脚或小腿（参见变式 1），将胸部压向腿部。换另一侧重复一遍。

变式 1

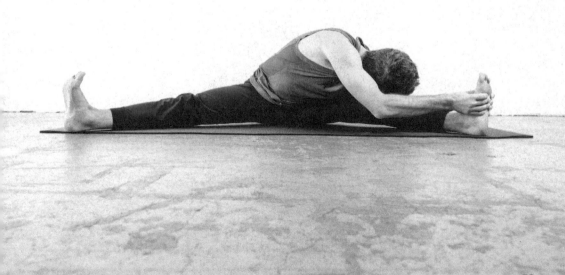

蛙式

建议持续时间

2~5 分钟。

益处

蛙式可拉伸臀肌和腹股沟。

风险和禁忌

疝气患者不应练习蛙式，膝关节疼痛患者请调整姿势。

体式指导

- 双手双膝着地，打开双腿，膝关节之间的距离宽于臀部。
- 弯曲脚背，并将双脚打开，双脚之间的距离宽于膝关节之间的距离。
- 将前臂置于地面上，以肘部为支撑。将手置于地面上，张开手掌或交叉手指。
- 下压臀部并向前倾斜尾骨。
- 保持肩部放松，向前伸展头部。双眼凝视地面，使颈椎与脊柱保持在一条水平线上。

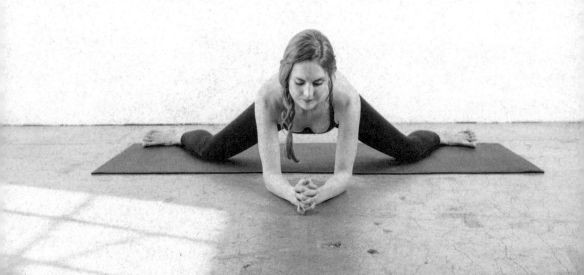

变式和其他方案

- 如果感到膝关节受压，请在双膝下方放置毯子，以便提供支撑。
- 如果感觉此体式过于激烈，请将脚背放平，并抬高臀部（参见变式 1）。
- 在胸部下方放置一个枕垫，有助于放松身体。

变式 1

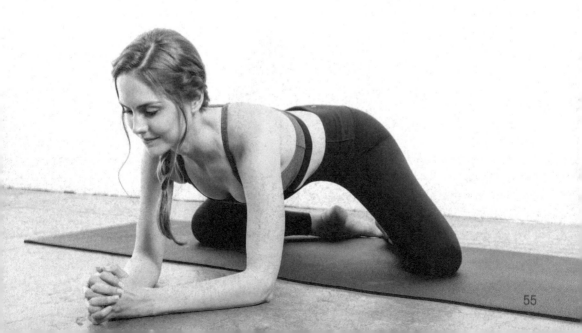

半蛙式

建议持续时间

2~4 分钟。

益处

半蛙式可深度拉伸腹股沟和大腿内侧，刺激弯曲腿的膝关节，并伸展弯曲腿的脚背。

风险和禁忌

膝关节或腰部较为敏感的人群，请调整姿势。

体式指导

- 正坐在垫子上。
- 将右腿伸直，向臀部左外侧弯曲左腿，将左膝关节朝向垫子的左侧。理想的状态是与右腿大腿内侧呈 90 度。
- 将整个身体移至垫子的右侧，将右腿外侧与垫子的边缘对齐。确保左膝内侧在垫子上。
- 扭转胸部，面向双腿大腿中间。
- 向前和向外伸展手臂，直到得到拉伸为止。
- 换另一侧重复一遍。

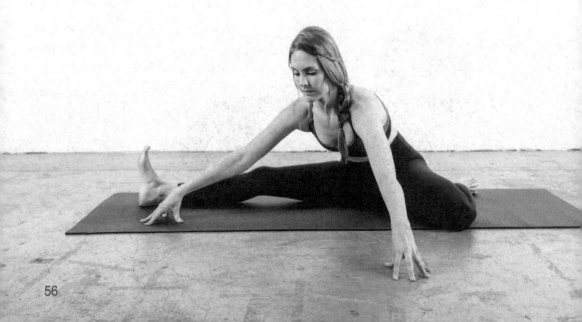

变式和其他方案

- 如果膝关节较为敏感，请调整姿势，或替换为半蝴蝶式（第50页）。
- 如果有腰部问题，请尽量保持脊柱直立。
- 如果感觉此体式过于激烈，请在伸展腿侧的臀部下方放置一个支撑物，以减少对另一侧膝关节的压力。也可在同侧膝关节下方放置一条毯子以提供支撑。
- 可将躯干向伸展腿侧下压，这能够加强拉伸腘绳肌和脊柱。伸出双臂，让胸部尽可能靠近大腿（参见变式1）。
- 将左臂放置在伸展腿侧内部，并将右臂伸向上方，打开胸部顶部，将右臂伸向左脚。如果身体柔韧度较好，可抓住左脚的外缘，并将顶部肋骨向上打开（参见变式2）。这个变式更多地拉伸了躯干侧面的肌肉。

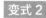

变式1

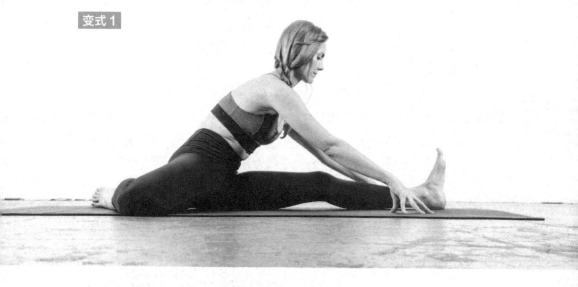

变式2

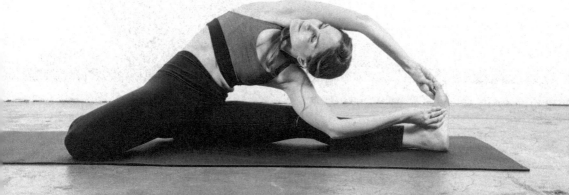

婴儿式

建议持续时间

3~5 分钟。

益处

婴儿式能让感觉舒缓和镇静，还可激活神经系统的放松反应。这个体式能拉伸臀部、下背部和脚顶部。

风险和禁忌

如果有膝关节损伤或臀部肌肉不适的人群，请调整姿势。

体式指导

- 跪立在垫子上，将双脚大脚趾靠在一起，双膝分开，双膝之间的距离宽于躯干。
- 从髋部开始向前下压身体，并将前额放在地面上。
- 将手臂放在两侧或向前移动，同时弯曲肘部，放松肩部。
- 将臀部向后拉伸至脚跟处。
- 闭上双眼，放松头部和颈部。

变式和其他方案

- 如果在练习时感到膝关节或臀部肌肉不适，请在膝关节后方的腿部折叠处放置一条卷起的毯子，给予支撑。
- 如果头部不能舒适地放在地面上，请在前额下方放置瑜伽砖或枕垫。
- 如果肩部有紧绷感，请将手臂放在身后或弯曲肘部。

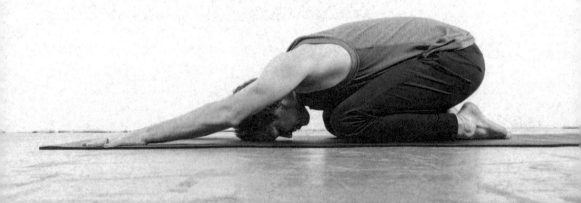

融心式

建议持续时间

2~5 分钟。

益处

融心式可同时拉伸肩部和背部。

风险和禁忌

有颈部或肩部问题的人群不应练习融心式。此外，如果练习时手部有刺痛感或麻木感，请停止练习。

体式指导

- 双手双膝着地。
- 将手臂伸直置于身体前面，双手张开略微宽于肩部。
- 将外臂向下压并将内臂向外旋转，以伸展整个上背部和肩部。
- 保持臀部处于膝关节上方。
- 使胸部朝向地面，保持放松。
- 将前额放在地面上。

变式和其他方案

- 在小腿和脚的下方放置一条毯子，以便能更舒适地练习。
- 将前额放在瑜伽砖上，为颈部带来支撑。

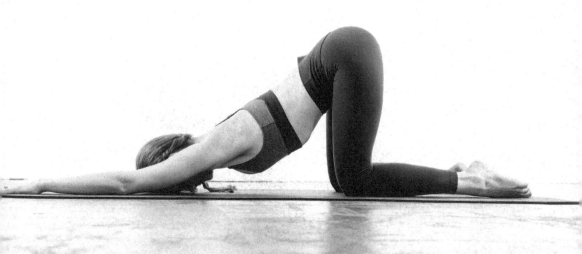

骆驼式

建议持续时间

2~3 分钟。

益处

骆驼式能够伸展胸部和肩部，并能拉伸大腿、髋部屈肌和身体前部。

风险和禁忌

患有下背部疼痛、颈部损伤、高血压、心脏病或中风病史的人群不应练习骆驼式。膝关节疼痛患者请调整姿势。

体式指导

- 跪立在垫子上，肩部与臀部保持水平，然后将手放在臀部。
- 将小腿和脚背贴紧垫子，将小脚趾向下压，并将脚趾笔直指向后方。
- 将膝关节分开至与臀部同宽，坐骨应位于膝关节上方，向后扭动大腿内侧。
- 将手放在下背部处，并向下伸展尾骨。
- 当心脏朝向天花板时，向后扭动肩部，并将肩胛骨向后压向后肋骨。

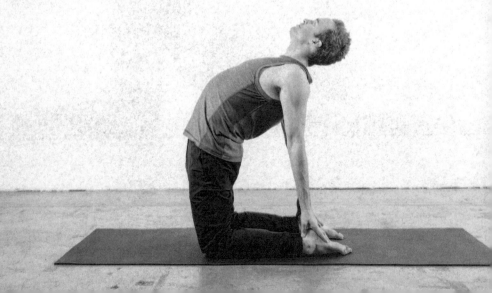

- 双眼望向天花板，使颈椎与整个脊柱保持在一条直线上。
- 如果背部有足够的柔韧度，并且姿势十分稳定，则可将双手放在脚跟上。

变式和其他方案

- 膝关节疼痛、敏感或有损伤的人群，请在膝关节处放置折叠的毯子作为支撑。
- 如果双手接近脚跟时感到紧张，可让脚尖踩地来抬高脚跟。如果仍能感到张力，则将手放回至下背部处。
- 练习单臂骆驼式，请将右手放在右脚跟的顶部，将左臂伸向上方（参见变式1）。换另一侧重复一遍。练习时保持让脚尖踩地来调整姿势。

变式 1

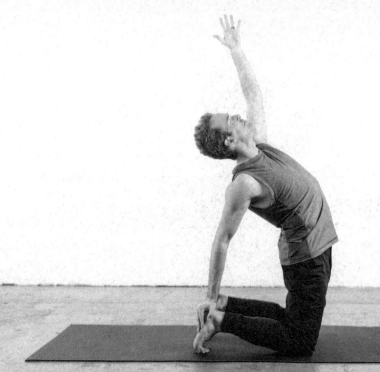

穿针引线式

建议持续时间

2~3 分钟。

益处

穿针引线式能够伸展肩部和胸部，以放松的状态扭转脊柱。

风险和禁忌

有颈部疼痛史的人群，请谨慎练习穿针引线式。此外，如果在练习时手部感到刺痛或失去感觉，请停止练习。

体式指导

- 双手双膝着地，将一只手臂伸向上方，拉伸胸部顶部。
- 放下举起的手臂，将外肩部贴向地面，且贴地侧的手臂向身体内侧伸直。
- 换另一侧重复一遍。

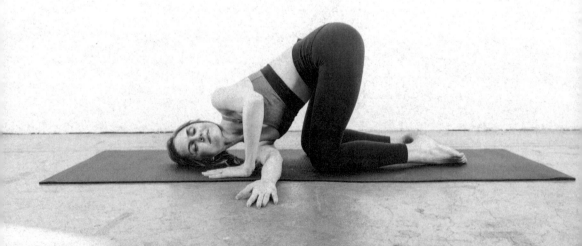

变式和其他方案

- 在膝关节、小腿和脚的下方放置一条毯子，以舒适的方式练习。
- 可将位于面部前方的手臂向前滑动至垫子顶部，以使该侧肩部获得更多的伸展（参见变式 1）。
- 还可将非贴地的手臂伸向背后，并勾住大腿内侧或靠在骶骨上（参见变式 2）。

变式 1

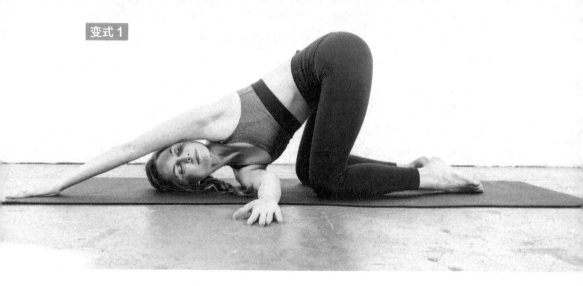

变式 2

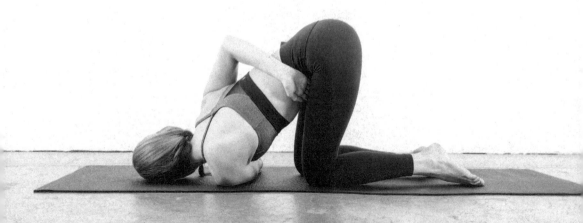

悬挂式

建议持续时间

2~3 分钟。

益处

能够很好地以重力减轻脊柱、肩部和肘部的压力。悬挂式还能温和地放松腘绳肌和膝关节后部。

风险和禁忌

患有高血压、青光眼或眩晕的人群不应练习悬挂式。如果患有低血压或下背部疼痛，请调整姿势。如果练习时手部感到刺痛或失去感觉，请松开并悬空手臂。

体式指导

- 站立在垫子上，双脚分开与臀部同宽。
- 两臂举过头顶，然后下压躯干。
- 用手抓住另一侧手臂肘部，在头部周围形成一个矩形。
- 完全放松头部和颈部。
- 轻柔地左右摇摆或上下拉动上半身。

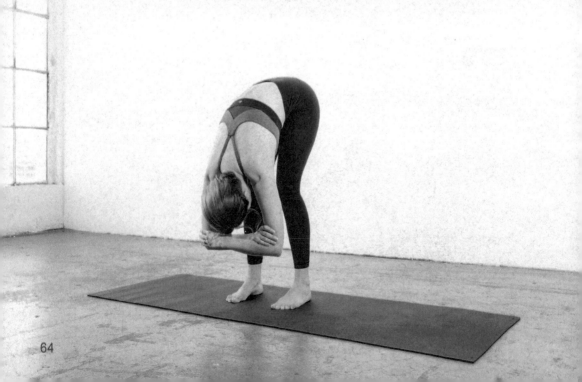

变式和其他方案

- 可将双手放至下背部处，手指交叉，并将手臂向上拉直，以此加强肩部伸展（参见变式1）。
- 如果患有低血压，请慢慢抬起身体，并保持呼吸，缓慢地结束练习。
- 下背部疼痛患者可以根据个人情况弯曲膝关节，以减轻伸展的强度。

变式 1

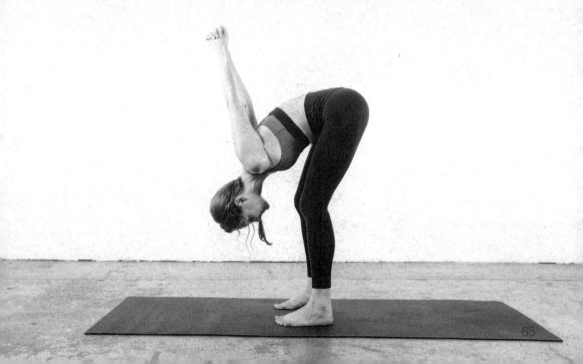

深蹲式

建议持续时间

2~3 分钟。

益处

深蹲式可拉伸臀部、腰部、骨盆周围的肌肉，以及大腿和小腿。深蹲式还可以提高注意力，并能够减轻背部疼痛。

风险和禁忌

膝关节或臀部疼痛的人群不应练习深蹲式。

体式指导

- 以悬挂式（第 64 页）开始，将双脚向两侧打开，双脚之间的距离宽于臀部，脚趾朝向外侧。
- 让尾骨贴向地面，直到坐骨离垫子约 10 厘米处。
- 抬起脚的内侧的同时，将脚的外侧边缘与地面贴紧。
- 双手掌心相对，将肘部压入膝关节内侧，并将膝关节贴向肘部。

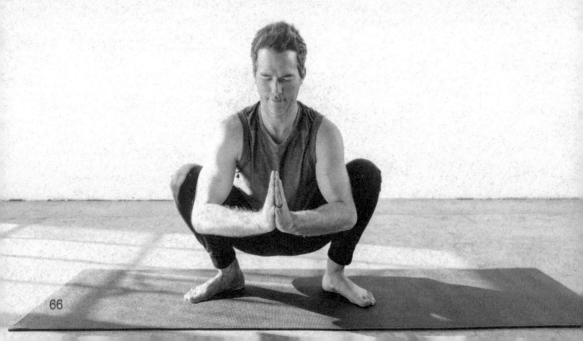

- 将胸骨抬离臀部，并拉长身体背部。
- 略微放松肩部，使其远离耳朵，并展开双肩肩胛。
- 向前凝视或略微下压下巴，拉长颈部后部。

变式和其他方案

- 在坐骨下方放置瑜伽砖作为支撑。
- 如果脚跟从地面抬离，则可将脚分开至更宽的位置。如果脚跟仍然未能触及地板，请在脚跟处放置一条卷起的毯子作为支撑。
- 将左臂绕过左小腿前部，并从背部后面绕到右臂处，可加强肩部和胸部的伸展（参见变式 1）。如果身体足够灵活，可抓住右手手指并打开胸部右侧（如果肩部感到很紧张，可以使用瑜伽带）。换另一侧重复一遍。

变式 1

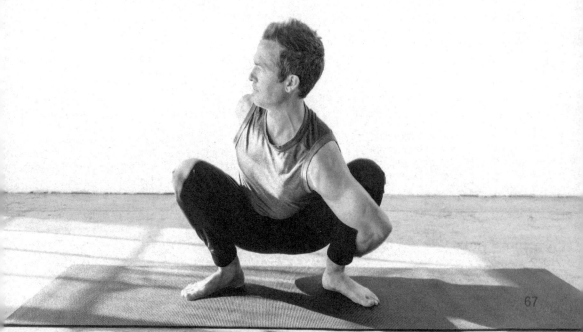

趾蹲式

建议持续时间

2~3 分钟。

益处

趾蹲式能够锻炼到脚部及脚趾的组织。

风险和禁忌

脚部敏感或下背部疼痛的人群，请调整姿势。

体式指导

- 站立在垫子上，将膝关节弯曲至深蹲体式，同时让脚趾抬起，让脚跟离开地面。
- 将双手放在地面上以保持平衡，轻轻地将膝关节放在地面上。
- 双手掌心相对，保持脚趾处于抬起状态并能感受到脚部的伸展。
- 翻转动作，并有控制地结束此体式练习。

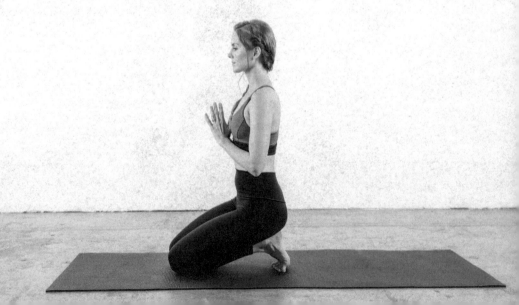

变式和其他方案

- 膝关节疼痛的人群请在膝关节下方放置一条毯子以保证舒适。
- 如果感到脚部过度紧张，请将双手放在地面或瑜伽砖上，以减轻压力。
- 下背部疼痛的患者请保持脊柱直立或向前轻微倾斜。
- 将双手放在身后垫子上并远离身体，然后将身体向后倾斜到背弯状态，可加强身体的伸展（参见变式 1）。

变式 1

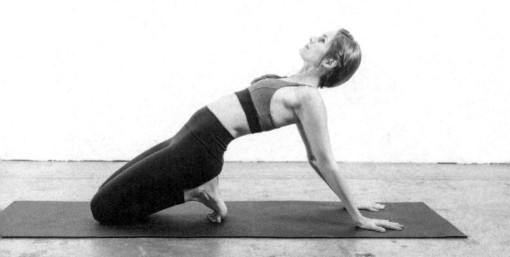

脚踝伸展式

建议持续时间

2~3 分钟。

益处

脚踝伸展式有助于拉伸脚踝和脚背。

风险和禁忌

如果脚踝紧绷（如跑步者），则请小心并缓慢地练习脚踝伸展式。如果感到膝关节剧烈疼痛，请缓慢地结束此体式练习。

体式指导

- 跪立在垫子上，并坐于脚跟之上。
- 将双手置于膝关节上。
- 将身体轻轻地向后倾斜，直到小腿与膝关节抬离地面。
- 保持脊柱的伸展。
- 不要让头部向背部弯曲或过度伸展颈部。

变式和其他方案

- 在脚下放一条毯子，以便更舒适地练习。
- 保持不将膝关节抬离地板的姿势，仍可得到伸展（参见变式 1）。
- 如果无法平衡，请将手放在身体旁边的地板上或瑜伽砖顶部，以获得支撑。

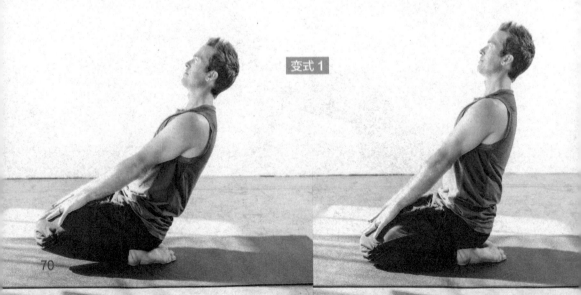

变式 1

马鞍式

建议持续时间

3~5 分钟。

益处

马鞍式可伸展脚背、脚踝和大腿，为骶骨提供了积极压力，从而能改善下背部肌肉。马鞍式还有利于膝关节的健康。

风险和禁忌

急性膝关节损伤的人群不应练习马鞍式。脚踝僵硬或腰部疼痛患者请不要以斜倚的方式练习此体式。

体式指导

- 双手双膝着地，双手挪至双膝后方。
- 将双脚大脚趾靠在一起，双膝向外扩展。
- 身体向后坐至脚跟。
- 如果练习此体式觉得很舒服，可以倚靠前臂或倚靠背部作为支撑以放松全身。在倚靠姿势中，膝关节要保持贴于地面。

变式和其他方案

- 在脚背和小腿下面放置一条毯子，以便更舒适地练习。
- 在向后倚靠姿势中，请在后背和头部放置一个枕垫以便支撑身体。

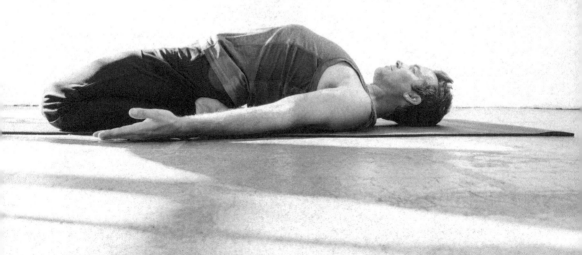

英雄式

建议持续时间

3~5 分钟。

益处

英雄式可伸展脚背、脚踝和大腿，为骶骨提供积极压力，从而改善下背部的健康状况。英雄式还有利于膝关节的健康，但务必请缓慢地练习此体式。

风险和禁忌

背部僵硬或敏感的人群，请调整姿势，或选择练习马鞍式（第 71 页）。脚踝僵硬或腰部疼痛患者请不要以斜倚的方式练习此体式。

体式指导

- 双手双膝着地，双手挪至膝关节。
- 将膝关节靠在一起，并将双脚打开，双脚之间的距离宽于膝关节之间的距离。
- 身体向后坐于脚踝之间，双手舒适地放在大腿上方。
- 如果练习此体式觉得很舒服，可以倚靠前臂或倚靠背部作为支撑以放松全身。在倚靠姿势中，请将膝关节保持贴于地面。
- 手臂可放松地置于身体两侧，或者可将双手放在肋骨上，或者可将肘部弯曲90 度，手掌朝向上方，就像仙人掌体式一样。

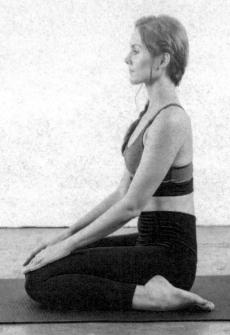

变式和其他方案

- 膝关节僵硬或敏感的人群，请在坐骨下方放置瑜伽砖。
- 请在脚背和胫骨下方放一条毯子，以便更舒适地练习。
- 在倚靠姿势中，请在后背和头部下方放置一个枕垫以便支撑身体。
- 卧半英雄式体式则是保持一条腿向外弯曲，而另一条腿向外伸直（参见变式 1）。换另一侧重复一遍。
- 为获得更深程度的拉伸，可弯曲伸展腿的膝关节，膝关节朝向上方，脚底保持平放于地面（参见变式 2），或用双手将大腿拉向胸部（参见变式 3）。

变式 1

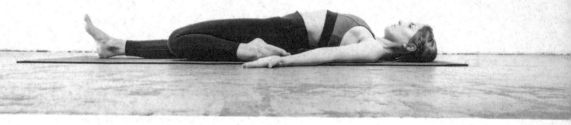

变式 2

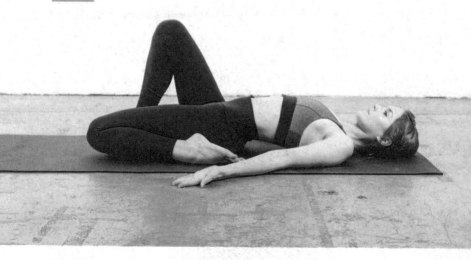

变式 3

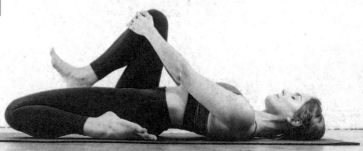

简易坐式

建议持续时间

2~5 分钟。

益处

简易坐式能使人平静，还可以纠正姿势，常用于调息和冥想练习。简易坐式是单盘前屈伸展式的变式（第82页）。

风险和禁忌

患有膝关节疼痛、臀部紧绷或下背部疼痛的人群，请调整姿势。

体式指导

- 正坐在垫子上，将坐骨紧贴垫子。
- 脚踝穿过小腿，放松地置于膝关节下方，脚的外侧贴于地面。主动弯曲脚部以保护膝关节。
- 将肩部、臀部和头顶保持在一条水平线上，以使下巴与地面平行。
- 闭上双眼或双眼凝视前方，放松肩部，向前拉肋骨，略微收腹。
- 将双手放松地置于大腿上侧或放在膝关节上。

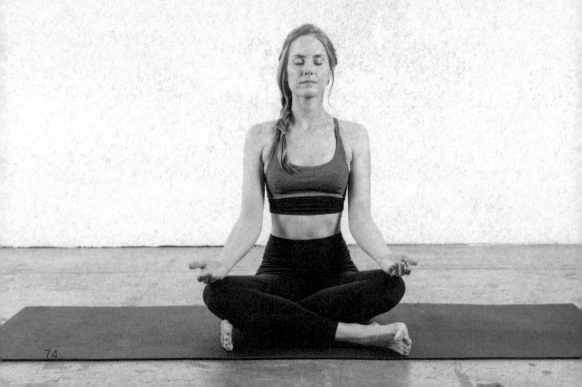

变式和其他方案

- 患有下背部疼痛、臀部紧张或坐骨神经痛的人群，可坐在瑜伽砖上或折叠的毯子上，以便获得支撑，使臀部高于膝关节。
- 将身体向前下压，以拉伸髋部（参见变式1）。这是单盘前屈伸展式的变式（第82页）。
- 在保持简易坐式的同时，可通过前颈部伸展动作（第109页）、侧颈部伸展动作（第110页）、牛面式手臂动作（第112页）、反祈祷式（第113页）和鹰式手臂动作（第116页）来拉伸上半身。

变式1

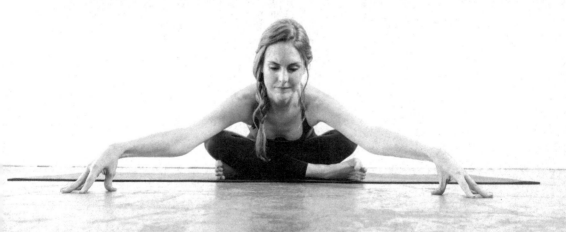

简易扭转坐式

建议持续时间

2~3 分钟。

益处

简易扭转坐式的动作简单,适合所有级别的练习者,它有利于脊柱的健康,并对腹部的内脏有轻柔的按摩作用。

风险和禁忌

患有下背部疼痛、臀部紧张或坐骨神经痛的人群,请调整姿势。

体式指导

- 以简易坐式(第 74 页)开始,右腿在上,左腿在下。
- 将左手直接放在骶骨后面,并保持脊柱直立。
- 将右手放置于左侧膝关节上,然后向后和向下扭动肩部。
- 调整臀部使髋部始终朝前,以确保通过肩部的运动产生扭动。
- 挺起胸骨时,将肋骨的前部向下拉,将腹部向后拉向脊柱。
- 根据颈部状况,适当地将目光移至前肩或后肩上,并保持下巴与地面平行。
- 换另一侧重复一遍。

变式和其他方案

患有下背部疼痛、臀部紧张或坐骨神经痛的人群,可坐在瑜伽砖上或折叠的毯子上,以便获得支撑,使臀部高于膝关节。

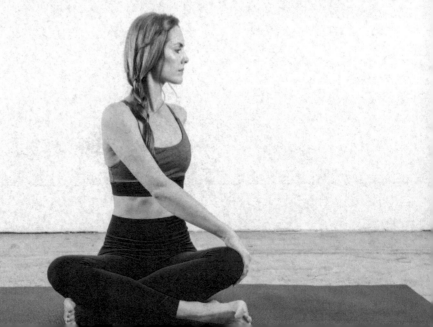

钻石坐式

建议持续时间

3~5 分钟。

益处

钻石坐式是一种能够使人平静的体式，可以拉伸臀部外侧和脊柱，特别有益于下背部。

风险和禁忌

患有坐骨神经痛、有膝关节问题或腰背问题的人群，请调整姿势。

体式指导

- 正坐在垫子上。
- 将双脚脚掌贴在一起，脚趾向前，膝关节向外打开。
- 向前移动双脚，相较蝴蝶式（第 49 页）距离更宽一些，移动双脚直到下半身形状像钻石一样。
- 将双手放在脚或脚踝上。
- 伸展脊柱并向前下压，并将肘部向外张开。

变式和其他方案

- 腰背痛患者请在坐骨下方放置毯子或支撑物，以便抬高臀部。
- 如果下背部感到不适，请在臀部外侧放置瑜伽砖或垫子以获得支撑。
- 可在前额下方放置瑜伽砖，以便放松颈部肌肉。

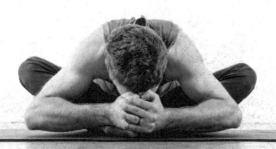

鹿式

建议持续时间

3~5 分钟。

益处

鹿式能够拉伸臀部肌肉。对于某些人群来说，这个体式是睡天鹅式（第 79 页）的最佳替代方案之一。

风险和禁忌

膝关节疼痛的人群请不要过度向前弯曲身体。

体式指导

- 以钻石坐式（第 77 页）开始。
- 将左腿移至臀部后，保持膝关节弯曲。
- 将右小腿向垫子的顶部边缘移动。
- 让身体的重量自然向右倾斜。
- 双手放在身体前面的地面上，让躯干向地面方向下压。
- 换另一侧重复一遍。

变式和其他方案

- 如果膝关节出现疼痛，请在臀部下方放置一个垫子给予支撑。
- 请在躯干下方放置一个枕垫或在前额下方放置瑜伽砖，以便以舒适的方式进行练习。

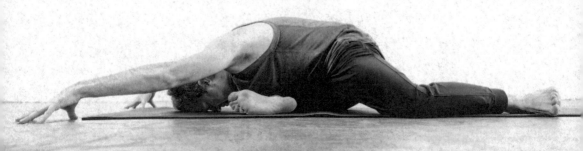

睡天鹅式

建议持续时间

3~5 分钟。

益处

睡天鹅式能够拉伸臀肌和腹股沟。

风险和禁忌

下背部疼痛或髋关节、膝关节、踝关节疼痛或损伤的人群，不应练习此体式。臀部紧绷、脚踝受伤或疼痛的人群，请调整姿势。

体式指导

- 双手双膝着地，将一侧小腿向前伸展，放在垫子的顶部。弯曲腿部，以激活小腿肌肉并保护膝关节。
- 另一侧腿向后伸展，保持脚背平放在地面上，脚趾张开。
- 将肩部与髋部保持在一条直线上并保持放松，保持骨盆朝前。
- 慢慢地将胸部向地面下压，并保持胸骨向前移动以延长脊柱，以前臂作为支撑或将胸部贴于地面上。
- 放松并轻闭双眼。
- 换另一侧重复一遍。

变式和其他方案

- 如果臀部感到紧张，并且在没有拉伤的情况下无法维持该体式，则可在前腿臀部下方放置瑜伽砖、折叠的毯子或垫子给予支撑。也可在向后伸展的大腿下方放置瑜伽砖。
- 膝关节或脚踝受伤或疼痛的人群，请以此体式的变式卧鸽式（第 96 页）或鹿式（第 78 页）进行练习。

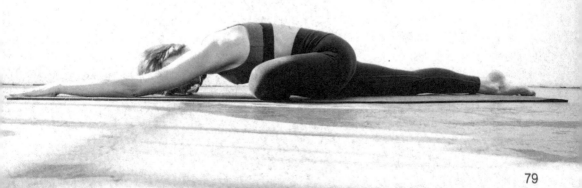

鞋带式

建议持续时间

3~5 分钟。

益处

鞋带式能够以独特的旋转方式拉伸内部髋关节。

风险和禁忌

臀部、膝关节或下背部疼痛的人群，请调整姿势。

体式指导

- 双手双膝着地，双膝在身体前面交叉。俯身，并将双腿的大腿内侧贴紧，同时伸展双脚，双脚之间的距离宽于臀部。
- 臀部坐于脚跟之间，并将脚背压向地面。扭转脚部，将小脚趾贴于垫子上，并将脚掌指向垫子后方。
- 固定坐骨，调整腰部两侧，同时放松胸部，并向下压。
- 头顶朝向天花板，下巴与地面保持平行，放松肩部。
- 双手放于脚内弓之上，躯干向前倾斜，直到找到自己的边缘。
- 换另一侧重复一遍。

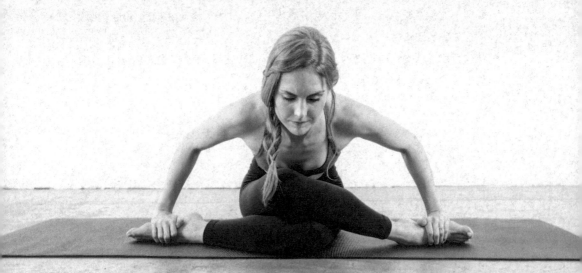

变式和其他方案

- 膝关节、臀部疼痛的人群，请在坐骨下方放置瑜伽砖给予支撑。
- 为了加强躯干侧面的拉伸，可在右腿位于左腿上方时，将左手放在地面左侧。同时将右臂抬起并向上伸展超过右肋（参见变式1）。换另一侧重复一遍。
- 半鞋带式则是将左腿向前伸展，右腿弯曲置于左腿上方。伸展手臂抓住左腿或左脚，然后身体向前弯曲（参见变式2）。换另一侧重复一遍。

变式 1

变式 2

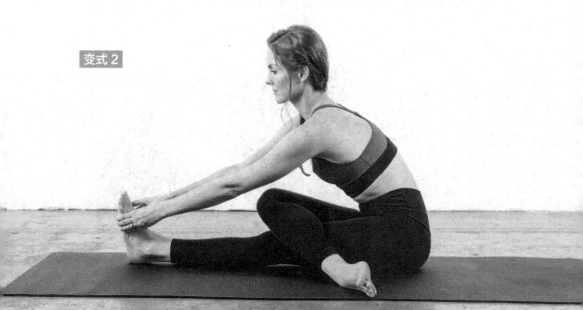

单盘前屈伸展式

建议持续时间

3~5 分钟。

益处

单盘前屈伸展式能够拉伸臀肌和腹股沟。

风险和禁忌

膝关节或坐骨神经痛的人群不应练习单盘前屈伸展式。

体式指导

- 正坐在垫子上，弯曲一侧膝关节，使小腿平行于垫子的前侧，并弯曲脚部。
- 弯曲另一侧的膝关节，将该侧小腿对准放置在另一侧小腿上，将位于上方的脚放在另一侧膝关节的正上方，并弯曲位于上方的脚。
- 肩部与髋部保持在一条直线上。
- 将手放在臀部两旁，并抬高胸骨直视前方。
- 两臂举过头顶，向前伸展，身体从髋部开始向前下压。
- 在整个过程中，拉长颈部后部并将颈椎与脊柱保持水平。
- 将坐骨与地面贴紧，放松肩部。
- 换另一侧重复一遍。

变式和其他方案

- 如果膝关节和小腿不能舒适地叠放，则请练习简易坐式（第 74 页）。
- 在前额下方放置瑜伽砖，以支撑头部。

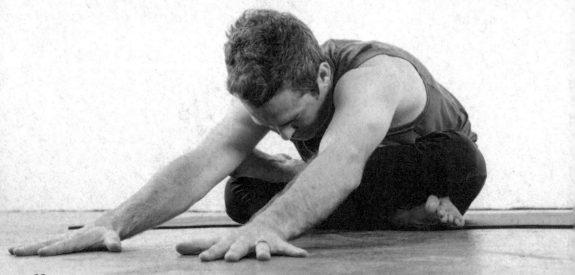

狮身人面式

建议持续时间

3~5 分钟。

益处

狮身人面式是一个温和的背弯体式，有利于脊柱的整体健康，并能够唤醒肩部。

风险和禁忌

有腰腹部问题的人不应练习狮身人面式。

体式指导

- 腹部着地，向前移动前臂，将肘部放于肩部正下方，中指指向前方，并将双手手掌均匀地压在垫子上。
- 下压前臂并回拉肘部，以便向前提拉胸部。
- 将耻骨贴紧地面，以便拉长下背部。
- 将肩部下沉，远离耳朵，将脚背贴于地面，然后将大腿内侧向上扭动，将大腿外侧向下扭动。
- 下腹部有提拉感时，再对上背部进行背弯练习。
- 凝视正前方或让下巴略微向下。

变式和其他方案

- 为了放松颈部，可在前额下方放置瑜伽砖以给予支撑。
- 如果髋骨前部紧贴地板有所不适，请在不适区域下方放置毯子以起到缓冲作用。

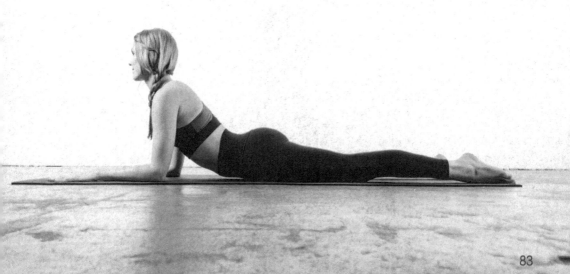

龙式

建议持续时间

2~5 分钟。

益处

龙式可拉伸腰肌、髋部屈肌和股四头肌，还能够缓解坐骨神经痛。龙式对骨盆也有益处。

风险和禁忌

膝关节疼痛或脚踝紧张的人群，请调整姿势。

体式指导

- 双手双膝着地，脊柱处于中立位，将一侧腿向前迈出一步，使膝关节位于脚踝正上方。
- 将后腿膝关节平放于垫子上。
- 沿着垫子移动后腿的膝关节，使膝关节位于坐骨后方。
- 向前提拉胸部，并张开锁骨，同时双手放松地置于前腿大腿上。
- 换另一侧重复一遍。

变式和其他方案

- 如果后腿膝关节与垫子有摩擦感，请在膝关节下方放置一条毯子，以起到缓冲作用，并以舒适的方式进行练习。
- 如果需要减小体式的强度，请将手放在瑜伽垫上，为身体提供支撑。
- 可将双手放在前脚内侧，并将前脚稍向垫子的外侧移动，以此来练习低龙式，从而增加强度。弯曲双肘，躯干向地板下压（参见变式 1）。可在前臂下方放置瑜伽砖为身体提供支撑。

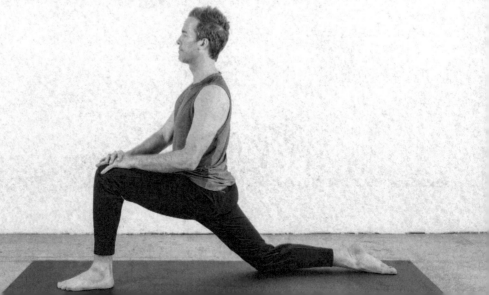

- 可通过将前脚重心移至脚掌外侧，并让膝关节向外张开来进入低龙式体式，从而加强伸展。保持躯干压低，远离双脚并朝向垫子的另一侧伸展。伸出双臂，让胸部和头部放松地朝向地板（参见变式 2）。换另一侧重复一遍。

变式 1

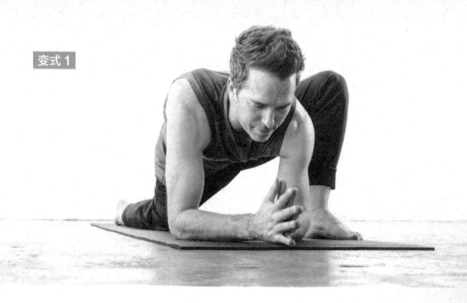

变式 2

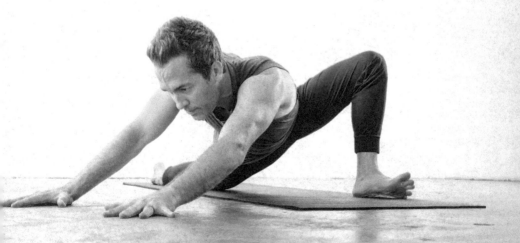

半劈叉式

建议持续时间

2~5 分钟。

益处

半劈叉式可拉伸髋部屈肌、腹股沟、腘绳肌和股四头肌。

风险和禁忌

膝关节、臀部或下背部疼痛的人群不应练习半劈叉式。

体式指导

- 以龙式开始（第 84 页），向前伸展前腿，同时向后拉伸臀部。
- 保持前脚脚跟平衡，前脚脚趾朝上。
- 将双手放在地面上或瑜伽垫上，或用一只手抓住前脚。

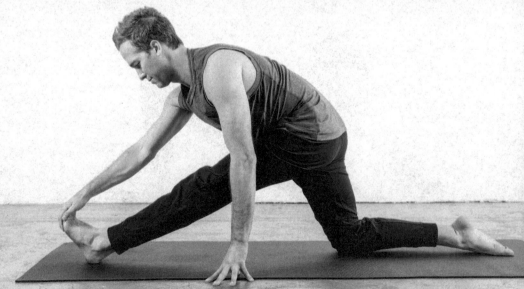

变式和其他方案

- 如果膝关节感到不适，请在双膝下方放置毯子，以便起到缓冲作用。
- 可将双手放置于瑜伽垫上以减小强度。
- 为了增加强度，可将后腿向垫子的后部移动，使双腿完全分开，保持小腿和脚背贴于垫子上，以保持稳定。然后向前移动前脚跟，同时臀部与垫子应保持水平，躯干向前下压，双手置于地面上（参见变式1）。换另一侧重复一遍。可在腘绳肌下方放置瑜伽砖，为身体提供支撑。

变式 1

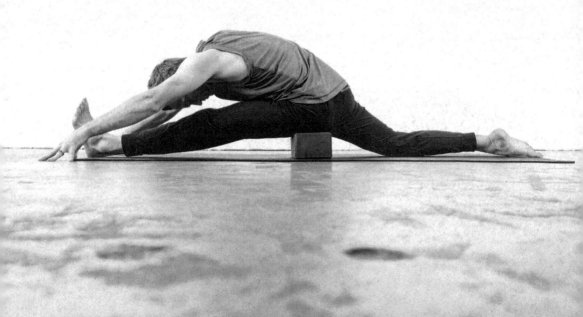

腹部休息式

建议持续时间

3~5 分钟，或更长时间。

益处

腹部休息式能够触发副交感神经系统，有助于缓解压力，使身体放松。

风险和禁忌

有颈部和腰腹部问题的人群请调整姿势。

体式指导

- 整个身体放松地俯卧在垫子上。
- 打开双臂肘部，将双手叠放，形成一个枕头。
- 将额头放在手上。
- 闭上双眼。
- 放松身体。

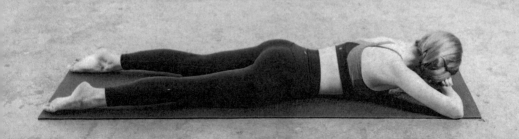

变式和其他方案

- 如果想要伸展侧颈，可将头部向侧面转动。换另一侧重复一遍。
- 如果感到下腹部不适，请在不适区域下方放置毯子。
- 将躯干轻柔地左右摇晃，可伸展下背部。
- 可尝试向左侧躺平以替代俯卧躺平，膝关节稍微弯曲，双手放在头部侧面（参见变式1）。

变式1

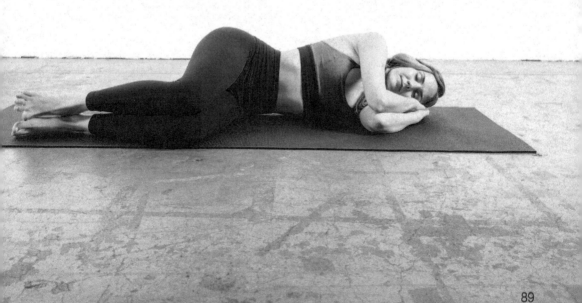

海豹式

建议持续时间

3~5 分钟。

益处

海豹式是一种治愈性的背弯体式，可抵抗脊柱承受的恒定重力。海豹式能够较好地拉伸腹部肌肉，并有助于打开呼吸通道，改善呼吸。

风险和禁忌

有背部问题的人群应避免练习海豹式或应调整姿势。

体式指导

- 腹部着地，向前移动双臂，直到肘部位于肩部下方，然后进入狮身人面式（第83页）。
- 调整呼吸，将双手向两侧打开远离身体，双手打开的距离略宽于肩部。
- 手掌贴于地面，轻轻向外转动手指，将胸部向上方提拉，并将肩部外侧向后伸展。
- 向下并向后移动肩部，以避免颈部肌肉紧绷。

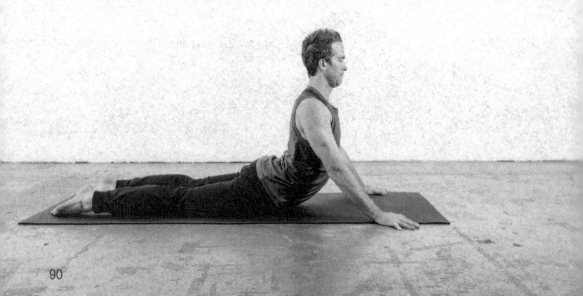

变式和其他方案

- 如果感觉髋骨前部和耻骨受压，请在受压区域下方放置毯子，以便以舒适的方式进行练习。
- 如需要降低强度，请练习效果相同且强度较小的狮身人面式（第83页）。
- 如果需要加大伸展强度，可弯曲膝关节，使脚掌朝向身体（参见变式1）。

变式 1

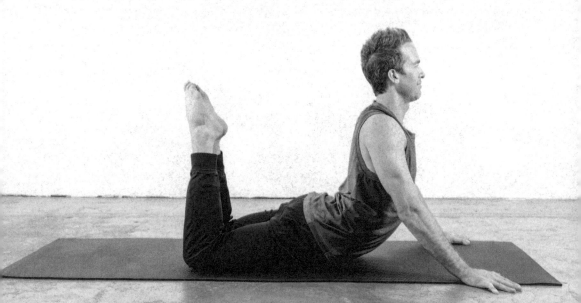

卧蝴蝶式

建议持续时间

2~4 分钟。

益处

卧蝴蝶式可激活放松反应，有助于降低血压，减轻压力，缓解坐骨神经痛，减轻月经期、更年期的不适症状，通过将膝关节外旋还可拉伸髋部。

风险和禁忌

臀部紧张、膝关节疼痛或坐骨神经痛的人群请调整姿势。

体式指导

- 仰卧在垫子上，身体躺平。
- 将脚掌并拢，膝关节轻轻向外伸展。
- 伸出手臂，远离身体，并将手掌朝向天空。
- 放松肩部和背部。
- 放松并闭上双眼。

变式和其他方案

- 如果出现臀部紧张、膝关节疼痛或坐骨神经痛，请在臀部和膝关节下方放置瑜伽砖或枕垫，以便为身体提供支撑。
- 还可将手臂以仙人掌体式摆放，肘部弯曲 90 度，手掌朝向天空，或者一只手放在腹部，另一只手放在胸部。

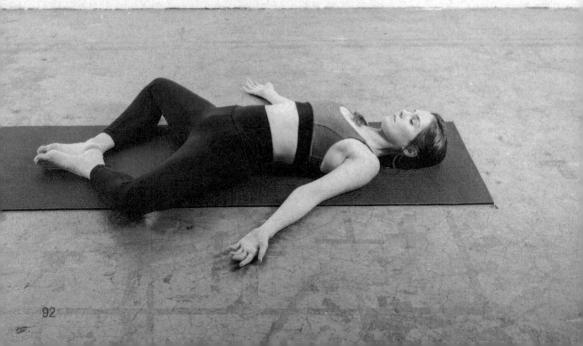

卧帐篷式

建议持续时间

2~4 分钟。

益处

卧帐篷式可激活放松反应，有助于降低血压，减轻压力，缓解坐骨神经痛，减轻月经期、更年期的不适症状。对于那些臀部感到不适的练习者来说，这种体式是卧蝴蝶式（第 92 页）的绝佳替代方案。

体式指导

- 仰卧在垫子上，身体躺平。
- 将脚掌平放于地面，双腿张开与垫子同宽，让双腿膝关节互抵并拢互相支撑。
- 向外伸出手臂，远离身体，将手掌朝向天空。
- 放松肩部和背部。
- 放松并闭上双眼。

变式和其他方案

还可将手臂以仙人掌体式摆放，肘部弯曲 90 度，手掌朝向天空，或者一只手放在腹部，另一只手放在胸部。

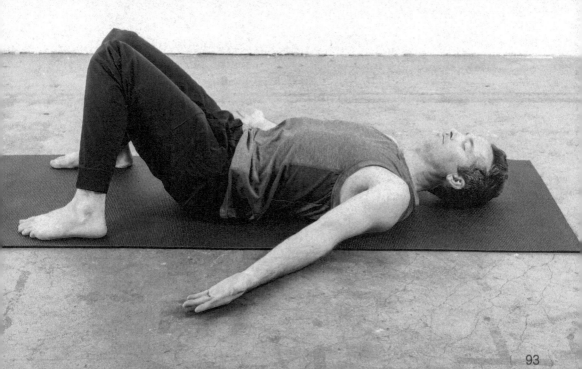

卧树式

建议持续时间

2~4 分钟。

益处

卧树式可伸展外髋部，并能打开胸部，也有利于肺部。卧树式还可以促进身体进入平静和放松的状态。

风险和禁忌

如果练习时臀部感到不适，请调整姿势或停止练习。

体式指导

- 仰卧在垫子上，身体躺平，一侧腿伸直。
- 弯曲另一侧腿的膝关节，并将此侧脚放置于伸展腿的大腿内侧，以释放弯曲腿侧压力。
- 将手臂向两侧打开，或进入仙人掌体式，肘部弯曲 90 度，手掌朝向天空。
- 换另一侧重复一遍。

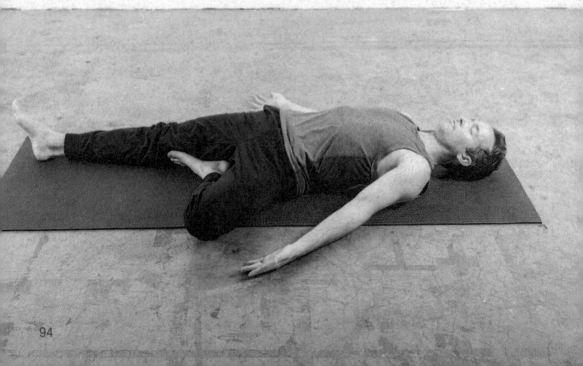

变式和其他方案

- 如果练习时臀部或膝关节感到不适，请在臀部下方放置垫子，为身体提供支撑。
- 为加强伸展，可将弯曲腿一侧的脚放在伸展腿的大腿上方，此为半莲花式的变式（参见变式 1）。
- 为了使身体更加放松，可在腹部盖上毯子。

变式 1

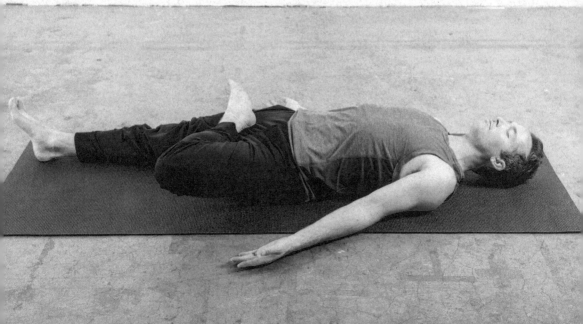

卧鸽式

建议持续时间

2~4 分钟。

益处

卧鸽式适合各级别的瑜伽练习者，可放松髋部，对那些膝关节曾受过伤的人群特别有益。

风险和禁忌

如果出现膝关节损伤或臀部紧张，请调整姿势。

体式指导

- 仰卧在垫子上，身体躺平，弯曲膝关节，双脚平放于地面，双腿之间的距离保持与臀部同宽。
- 将右脚踝穿过另一侧大腿上方，并弯曲右脚。
- 将双手伸至小腿处，并将左大腿拉向胸前。
- 将左大腿拉向胸前时，同时将右大腿也拉向胸前。

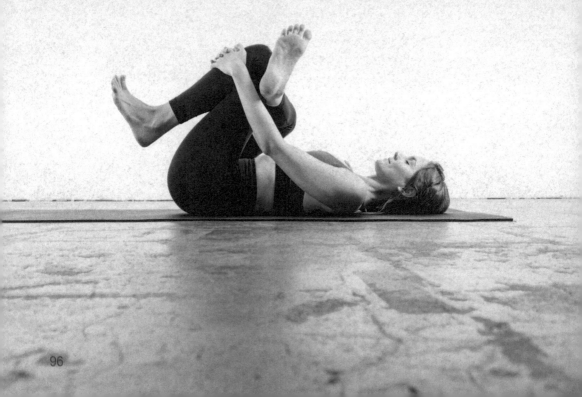

- 头后部贴在垫子上，并将头向头顶方向伸展。
- 向下和向后放松肩部和胸部。
- 放松并闭上双眼。
- 换另一侧重复一遍。

变式和其他方案

- 如果有膝关节问题，则不需要握住小腿前部，可握住大腿后部。
- 如果臀部紧绷，请在小腿前部或大腿后部使用瑜伽带，以帮助提拉膝关节。
- 对于臀部紧绷的人群来说，另一个选择是将左脚平放在地面上，同时将右脚踝放在左腿大腿上方，并轻轻勾脚尖（参见变式 1）。换另一侧重复一遍。

变式 1

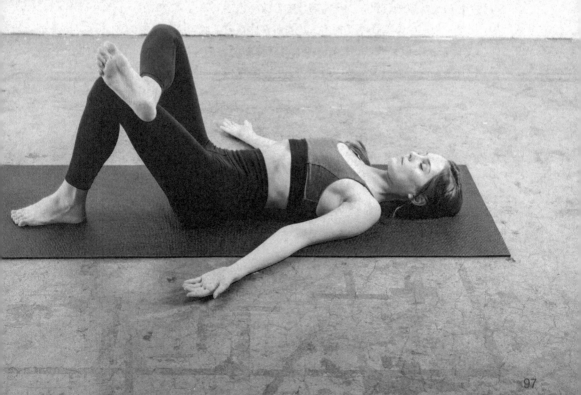

马镫式

建议持续时间

3~5 分钟。

益处

马镫式可拉伸臀肌和腹股沟。

风险和禁忌

颈椎损伤或疼痛的人群，请调整姿势。

体式指导

- 仰卧在垫子上，身体躺平，将膝关节靠近胸部。双手向下移动并抓住脚的外侧边缘，将脚掌抬至空中。
- 打开双腿，双腿之间的距离宽于膝关节之间的距离，但双腿要继续贴于肋骨。
- 将膝关节向地板下压，同时弯曲脚部，脚掌朝向上方，脚踝位于膝关节正上方。
- 打开锁骨，让头后部舒适地放于地面上。
- 将下巴略微远离胸部，轻轻地弯曲颈椎，远离垫子。
- 双眼望向上方或微微闭上。

变式和其他方案

- 如果臀部感到紧张，则可将握住脚部改为握住大腿内侧或脚踝。
- 颈部损伤的人群请在头部下方放置折叠的毯子，以为头部提供支撑。
- 半马镫式体式则是将一条腿伸直并弯曲该侧腿部膝关节，另一只脚平放于地面上。我个人偏爱以卧蝴蝶式的体式（第 92 页）摆放置于地面的一侧腿。

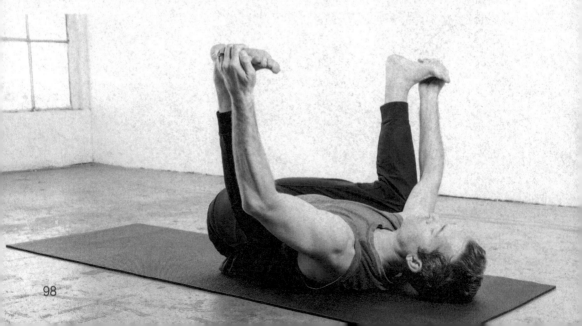

辅助桥式

建议持续时间

3~5 分钟，或更长时间。

益处

辅助桥式是一种能够使人平静的被动背弯体式。其适用于椎间盘突出的人群，可帮助他们改善腰椎问题。

风险和禁忌

患有下背部疼痛、颈椎疼痛或损伤的人群，请调整姿势。

体式指导

- 仰卧在垫子上，身体躺平，脚掌平放于垫子上。抬起臀部，在骶骨下方的最低点放置瑜伽砖，将瑜伽砖长的那一边垂直置于脊柱下方，勿以与脊柱平行的方向摆放。
- 双手放在身体两侧，手掌朝上。
- 保持双脚分开，双脚之间的距离与臀部同宽，保持膝关节指向正前方，同时大腿内侧向下扭动。
- 放松肩部和肋骨前部，放松身体前部。

变式和其他方案

- 如果有背痛史，请使用不会加重疼痛的枕垫或调整瑜伽砖使其变低。如果感觉加深拉伸会更加舒适，请调整瑜伽砖使其更高。
- 变式则是将手臂以仙人掌体式摆放，肘部弯曲 90 度，手掌朝上，或者一只手放在腹部，另一只手放在胸部。

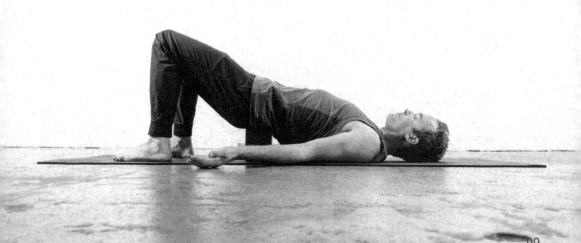

香蕉式

建议持续时间

2~5 分钟。

益处

香蕉式通过侧屈脊柱可以拉伸躯干侧面肌肉。

风险和禁忌

有背部问题的人群应注意弯曲幅度不要太大。如果感到肩部不适，请调整姿势。

体式指导

- 仰卧在垫子上，身体躺平。
- 向右移动臀部的同时，将头部和脚部向左侧移动，使身体形成香蕉形状。
- 将右腿放在左腿上方，然后用左手轻轻抓住右手手腕。
- 换另一侧重复一遍。

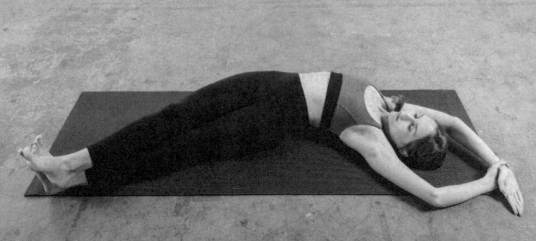

变式和其他方案

- 如果感到肩部不适，请用一只手抓住另一只手的肘部，围绕于头部上方（参见变式 1）；或以仙人掌体式的变式将手臂弯曲 90 度，并将手掌朝上。
- 如果练习时手部感到麻木，请将双手放在前肋骨上，或立即停止练习。

变式 1

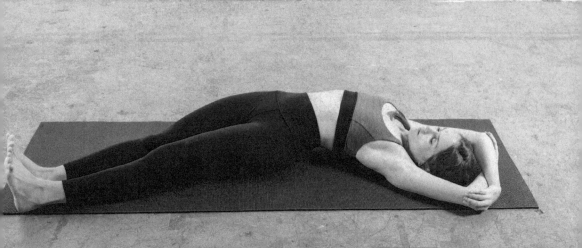

蜗牛式

建议持续时间

2~5 分钟。

益处

蜗牛式能够让人平静，并对腹部肌肉有按摩作用。蜗牛式也是一个开肩体式，可缓解上背部的紧张感。

风险和禁忌

有高血压、中风史、疝气、胃酸反流、颈部疼痛或颈部受伤的人群，不应练习蜗牛式。

体式指导

- 仰卧在垫子上，身体躺平，双臂置于身体两侧，手掌朝下。
- 抬起双腿向上伸展，越过头部并朝向垫子的后部。如果脚趾不能接触到地面，则请将双手放在下背部处，以提供支撑。如果脚趾能够碰到地面，则将手掌平放于垫子上，或者可交叉双手以帮助双肩下沉。可以将脚背平放于地面上，并伸直脚趾以拉伸小腿。

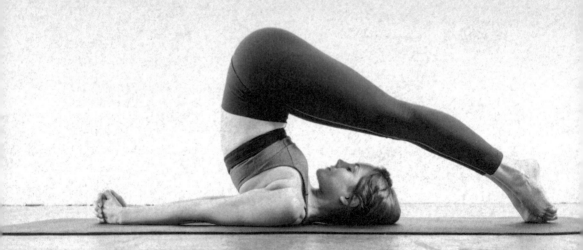

- 将臀部置于肩部正上方，将肩胛骨向内收，保持颈部不动，维持颈椎的自然曲线。
- 头后部贴于地面时，双眼凝视上方或微微闭上。

变式和其他方案

- 在肩部下方放置一条毯子，以支撑颈部。
- 弯曲膝关节，向后拉伸，双手同时抓住脚的外侧，以加强伸展（参见变式1）。

变式 1

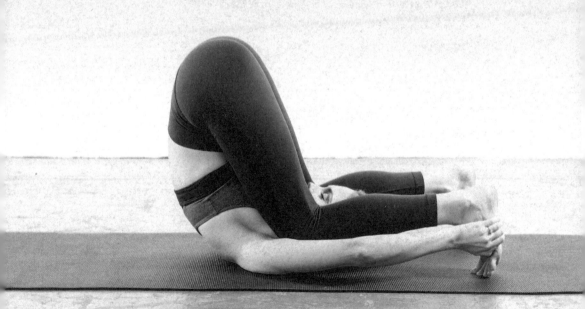

卧扭转式

建议持续时间

2~4 分钟。

益处

卧扭转式是一种简单的体式，可释放下背部的压力，对腹部内脏有轻柔的按摩作用。

风险和禁忌

有颈部问题或肩部不适的人群，请调整姿势。

体式指导

- 身体躺平，将膝关节拉向腹部。
- 保持右腿膝关节靠近腹部的姿势，并沿着地面伸直左腿，向右伸展右臂。
- 将左手放在右腿膝关节外侧之上，并以膝关节引导全身进行扭转。
- 再换另一侧重复一遍。

变式和其他方案

- 如果有颈部问题，请直视上方，或直视膝关节弯曲的方向。
- 如果肩部有不适感，请以仙人掌式弯曲肘部（肘部弯曲 90 度，手掌朝上）。

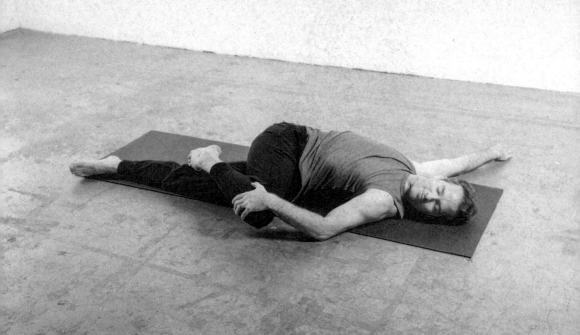

- 在弯曲的膝关节下方放置瑜伽砖或枕垫，以提供支撑。
- 将双膝放于胸前，展开双臂，将双膝同时垂放于一侧（参见变式 1）。对于某些人群来说，这个变式能更有效地进行腰部伸展。
- 将一侧腿绕到另一侧腿的前方，然后移动至扭转姿势，以加强外髋部的伸展（参见变式 2）。

变式 1

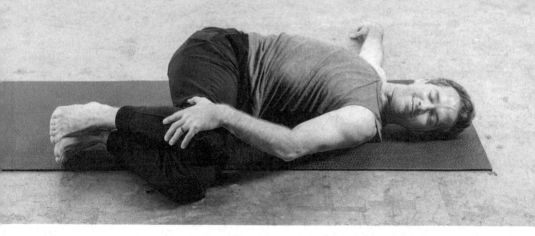

变式 2

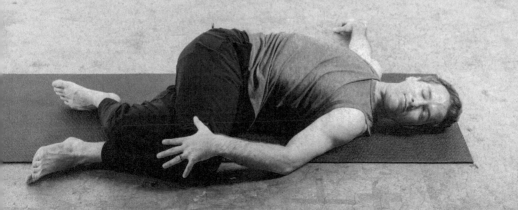

猫拉尾式

建议持续时间

2~4 分钟。

益处

猫拉尾式能够拉伸股四头肌和胸部，并能起到按摩脊柱的作用。

风险和禁忌

下背部疼痛的人群请谨慎练习。

体式指导

- 仰卧在垫子上，身体躺平，将双膝靠近腹部。
- 伸直右腿，并向左伸出左臂。
- 将左腿膝关节跨过右腿垂至地面。
- 右手轻松放于左腿膝关节之上。
- 弯曲右膝，并伸直左手以抓住右脚。
- 将左肩胛骨向下沉，贴于地面，向上方打开胸部。
- 换另一侧重复一遍。

变式和其他方案

为了加强体式强度，可将位于上方的腿伸直。

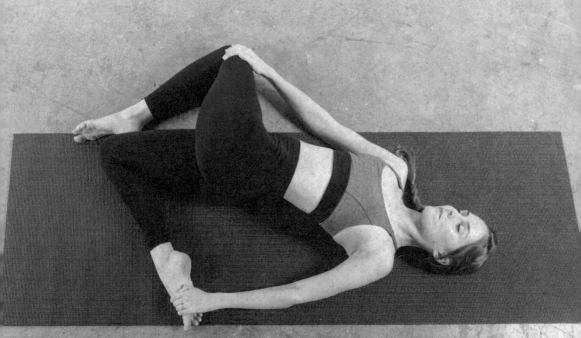

抬腿抵墙式

建议持续时间

5 分钟，或更长时间。

益处

抬腿抵墙式是一个能使人感到平静的被动体式，是其他倒立式的替代方案。抬腿抵墙式有助于缓解腿部水肿、平衡激素，并能够改善重力对身体的影响。

风险和禁忌

颈椎疼痛和下背部疼痛的人群请调整姿势或谨慎练习抬腿抵墙式。

体式指导

- 身体躺平，将双腿沿墙壁向上伸，将坐骨移至墙面。
- 将手臂伸向两侧或弯曲肘部，手掌朝上。
- 下沉和向后伸展肩部，并展开胸部。

变式和其他方案

- 有颈椎疼痛史的人群请在头部下方放置折叠的毯子，以为头部提供支撑。
- 如背部需要加强支撑，脚跟可用力下压，提升下背部，并在背部下方放置枕垫或折叠的毯子。请将枕垫或折叠的毯子放于骶骨正下方，而不是垫高后背。
- 为加强躯干与地面接触和支撑的效果，可在弯曲的脚部放置一个轻型沙袋。
- 手臂变式则是将手臂以仙人掌体式摆放，肘部弯曲 90 度，手掌朝上，或者一只手放在腹部，另一只手放在胸部。

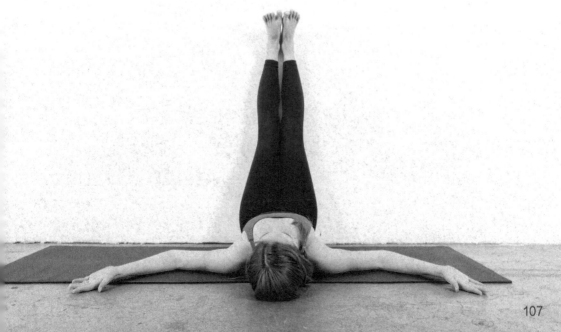

挺尸式

建议持续时间

5 分钟，或更长时间。

益处

任何瑜伽体式练习都以挺尸式作为结束姿势。挺尸式可以激活放松反应，使人平静，还有助于降低血压。

体式指导

- 仰卧在垫子上，身体躺平，伸直双腿，放松双脚并彼此远离。
- 手掌朝上，手臂放于身体两侧。将肩胛骨向心脏方向扭动时，向外扭动上臂并下沉肩部。
- 下巴略微向下，这有助于防止头部向后过度倾斜加剧颈部不适。
- 放松整个身体，闭上双眼，使身体进入完全休息的状态。

变式和其他方案

- 可以在脊柱下方放置枕垫，以提供支撑。
- 还可以用毯子盖住身体来保暖，或者在头部下方放置折叠的毯子，以为头部提供支撑。
- 在膝关节下方放置一个枕垫，以帮助放松腘绳肌并缓解背部肌肉压力。

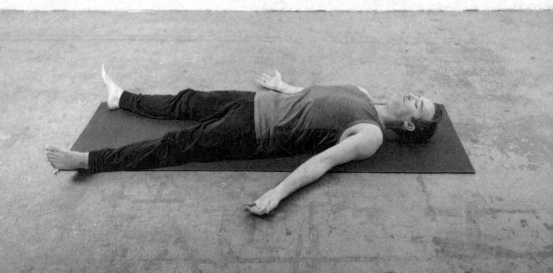

前颈部伸展动作

建议持续时间

1~3 分钟。

益处

前颈部伸展动作可以缓解颈部后部的紧张感。

风险和禁忌

有颈部问题的人群请谨慎练习此体式。如练习时膝关节感到刺痛，请停止练习。

体式指导

- 以简易坐式（第 74 页）开始，挺直脊柱。
- 将双手放于头后部，交叉手指，张开肘部。
- 保持脊柱伸直，朝胸部下压下巴。
- 利用双手和手臂的自然重量来拉伸颈部，不要强迫用力。

变式和其他方案

将双手放置于颈部顶部和头骨底部交界处，轻轻推压头后部。

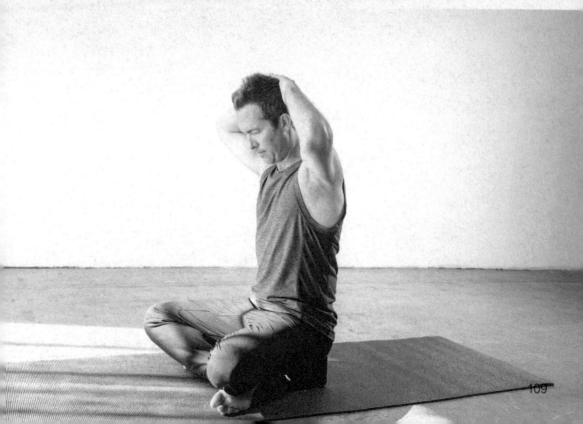

侧颈部伸展动作

建议持续时间

1~3 分钟。

益处

侧颈部伸展动作可以缓解整个颈部的紧张感。

风险和禁忌

有颈部问题的人群请谨慎练习侧颈部伸展动作。

体式指导

- 以简易坐式（第 74 页）开始，挺直脊柱。
- 将左手指尖放置于远离臀部的地面上。
- 将右手放在头部左侧。
- 轻轻地将头部向右侧推动，右耳慢慢靠近右肩，直到颈部左侧感觉到拉伸感。
- 换另一侧重复一遍。

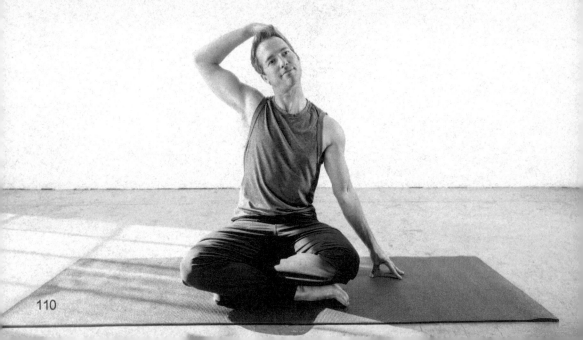

变式和其他方案

- 为拉伸颈部上方，可轻轻地向右侧推压头部，右耳慢慢靠近右肩，然后将下巴向下转动至胸部右侧，直至感觉到拉伸感（参见变式1）。
- 将双手放置于头后部，推压头后部以产生积极阻力（参见变式2）。

变式1

变式2

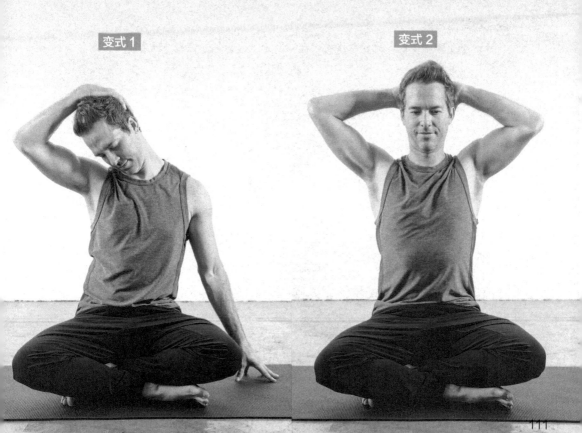

牛面式手臂动作

建议持续时间

2~3 分钟。

益处

牛面式手臂动作能够很好地拉伸肩部。

风险和禁忌

肩部有损伤的人群，请调整姿势或避免练习牛面式手臂动作。

体式指导

- 以鞋带式（第 80 页）或简易坐式开始（第 74 页）。
- 伸出左手，绕到后背，手掌朝外。
- 将左手尽可能地向上举，想象自己正试图在肩胛骨上挠痒。
- 向上伸出右臂。
- 弯曲右臂手肘，将右手放在脖子后面，手掌朝内。
- 双手互相握住，直到手指扣住。
- 换另一侧重复一遍。

变式和其他方案

- 如果肩部紧绷，则双手可以抓住一条带子或者一件衬衫。伸展时可以将双手彼此靠近。
- 身体向前倾可加强拉伸。

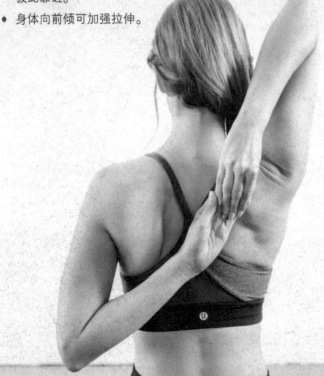

反祈祷式

建议持续时间

1~3 分钟。

益处

反祈祷式能够深度拉伸胸部、肩部、手腕和前臂。

风险和禁忌

手腕或肩部有不适的人群，请调整姿势或避免练习反祈祷式。

体式指导

- 以英雄式（第 72 页）、鞋带式（第 80 页）或简易坐式（第 74 页）开始。
- 双手置于背后并做祈祷状，手指朝上。
- 在自己感到舒适的范围内缓缓沿着脊柱抬升双手，并保持双手贴合。
- 身体直立，双肩向后拉伸靠拢。
- 保持下巴与地面平行。

变式和其他方案

- 双手可握住对侧手肘，或双手握拳互抵，以代替双手合十。
- 身体向前下压可加强拉伸。

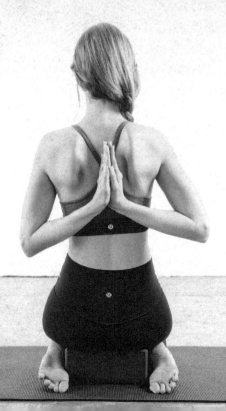

手腕拉伸序列

益处

此类拉伸动作有益于手腕的健康，可增强手腕的灵活性。

风险和禁忌

手腕有不适的人群可能会感觉此类拉伸非常紧张。无须用力尝试深度的拉伸，轻柔的方式也能起到修复作用。

体式指导

- 以马鞍式（第71页）开始，双臂在前。手腕以同一方向绕圈8次（a），再以反方向绕圈8次，重复上述动作2次。
- 双手双膝着地，手指朝外，轻柔地左右摇动身体数次（b），感受手腕的拉伸。
- 将手指朝向膝关节，身体前后移动数次（c和d）后回到起始姿势，手指朝前，保持数分钟。
- 将左手翻过来，手背贴于地面，手指朝向左侧膝关节。缓慢地将臀部拉向脚跟（e），无须很大的运动幅度就能够感受到拉伸的力量。进行数次深呼吸，换另一侧重复一遍。

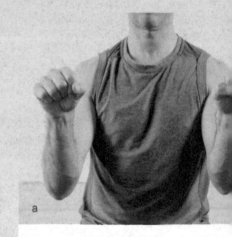

a

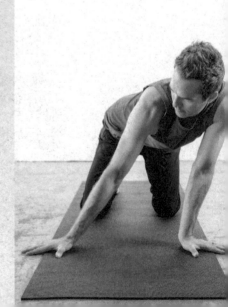

b

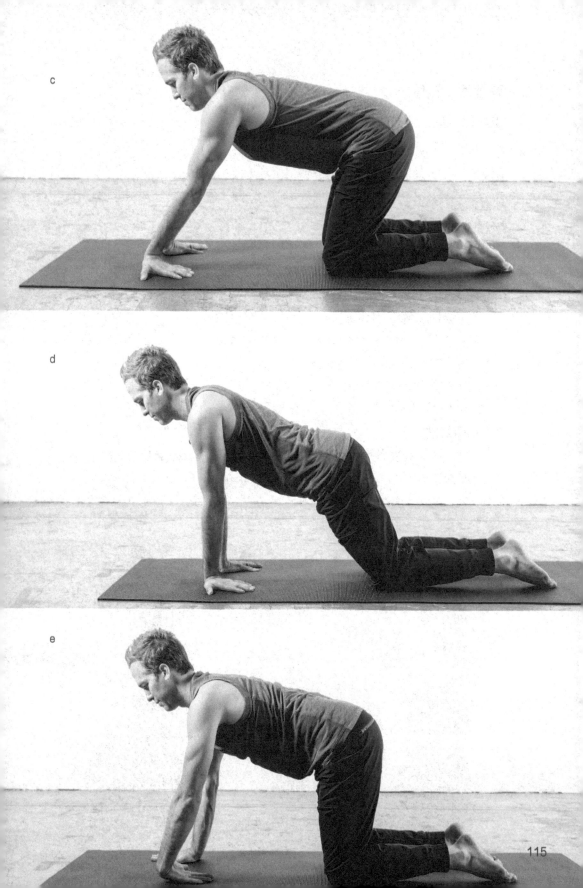

c

d

e

115

鹰式手臂动作

建议持续时间

2~3 分钟。

益处

鹰式手臂动作能够拉伸肩部、前臂和手腕，并能伸展背后与肩胛骨的肌肉。

风险和禁忌

肩伤患者应调整姿势或避免练习鹰式手臂动作。

体式指导

- 以鞋带式（第 80 页）、英雄式（第 72 页）或简易坐式（第 74 页）开始。
- 双臂向前伸展，手掌朝上。
- 左臂置于右臂上方，环绕小臂，直至两手合掌。
- 身体挺直，保持下巴、大臂与地面平行。
- 轻柔地将肘部拉离胸部，并打开肩胛骨。
- 换另一侧重复一遍。

变式和其他方案

- 将双臂伸展至胸前，弯曲左肘，小臂和手掌朝上，将左小臂抬起至面前，将右臂置于左臂之上，弯曲左肘以加强拉伸右肩外侧（参见变式 1）。换另一侧重复一遍。
- 身体向前下压可加强拉伸。

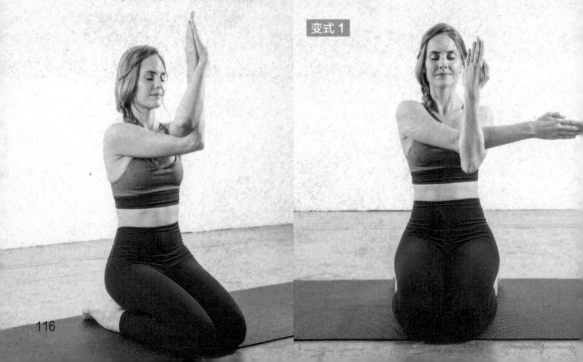

变式 1

反向拉伸体式

　　在保持阴瑜伽体式一段时间之后，有时移动身体是有益的，这有助于血液在整个练习区域内流动，而这是通过反向拉伸达成的。在练习阴瑜伽的反向体式时移动身体，反向拉伸也会带来很强的拉伸感，身体也因此得以放松，并准备好进入下一个体式。例如，长时间保持背弯的半蝴蝶式体式之后，练习反向拉伸体式的背弯半蝴蝶式能使身体从放松状态进入紧张状态，从而为脊柱结缔组织的练习做好准备。下面的体式和拉伸更偏向于阳瑜伽练习，因此不需要以阴瑜伽体式的练习时间为标准进行练习。

下犬式

建议持续时间

5~10 次呼吸。

益处

下犬式有助于使身体更强壮。下犬式能够伸展小腿后肌群，强化手臂和肩部肌肉，拉长躯干和脊柱。下犬式是脊柱前弯体式和背弯体式的最佳中和体式之一。

风险和禁忌

有严重手腕损伤和肩部问题的人群，请调整姿势或避免练习下犬式。

体式指导

- 双手和双膝着地，脚趾抓稳地面，抬升臀部；打开双脚，与臀部同宽；脚趾张开，第 2 脚趾、第 3 脚趾与脚踝呈直线。
- 脚跟离地，双腿伸直，大腿向后用力，大腿前侧的肌肉绷紧。如果双腿伸直会导致脊柱呈弧形，则可微弯膝关节。
- 向上拉伸坐骨可加强身体两侧和后侧的拉伸。
- 双手与肩同宽，十指张开，食指朝前。
- 双臂伸直，大臂向外扭转，双肩下沉向后，颈部放松伸展。
- 大臂与双耳平行，慢慢呼吸，放松双眼。

变式和其他方案

- 如果腘绳肌感到紧张，则可使双脚分开与垫子同宽。
- 如果肩部感到紧张，则手指可略微向外旋转。

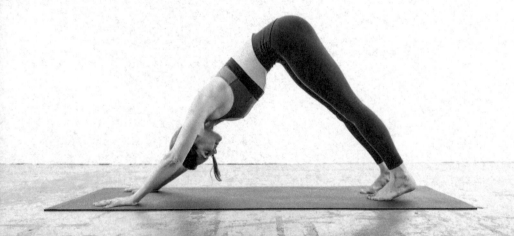

向上桌子式

建议持续时间

3~5 次呼吸。

益处

向上桌子式能够拉伸脊柱、前臂及手腕。对于毛毛虫式（第48页）和半蝴蝶式（第50页）的前弯坐式来说，向上桌子式是很好的反向拉伸体式。

风险和禁忌

有严重手腕损伤和肩部问题的人群，请调整姿势或避免练习向上桌子式。

体式指导

- 以简易坐式（第74页）开始，双手置于臀部后方约30厘米处。
- 双手与肩同宽，手指朝向身体后方。
- 脚掌贴于地面，双脚距离臀部约30厘米，并与肩同宽。
- 依靠双手的力量作为支撑，抬起臀部离开地面，将肚脐眼、胸部和大腿保持在一条水平线上。
- 下巴略微内收以拉长颈部。

变式和其他方案

- 对某些人群来说，为了使手腕和肩部更加舒适，可以将手指方向从朝后调整为朝前。
- 吸气时抬高臀部，呼气时将臀部轻轻地置于地面，以柔和的方式进行此运动。按以上练习重复5次，并在最后一次保持体式进行3~5次呼吸。

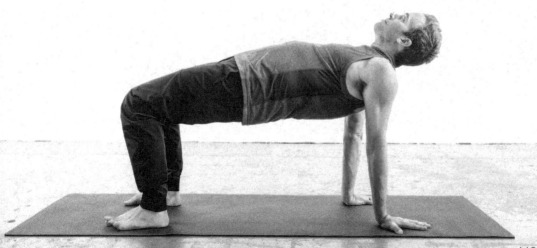

猫牛式

建议持续时间

5~15 次循环。

益处

猫牛式可以拉伸背部和身体前侧，并能刺激腹部器官。猫牛式对于前弯和背弯都是很好的反向拉伸。

风险和禁忌

如果颈部有伤痛，请保持颈部与地面平行。

体式指导

- 双手双膝撑地，将手腕置于肩部正下方，膝关节置于臀部正下方，脚背朝下平放于地面。
- 吸气时下沉腹部，并打开锁骨（a）。
- 呼气时双手发力，拱起背部（b）。向上拱背的同时，向内卷起尾骨，下巴收向胸部。
- 可根据自身情况重复练习此体式，让身体随着呼吸的律动移动。

变式和其他方案

- 为了反向拉伸手腕，可将手指指向膝关节。

a

b

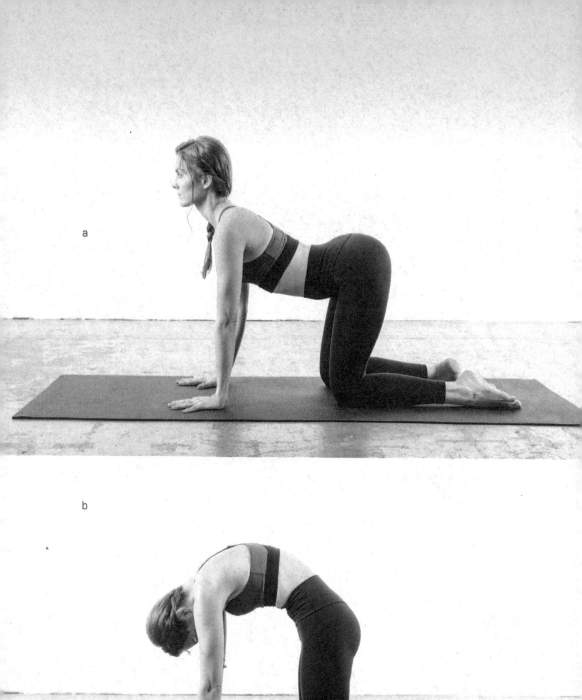

半蝴蝶背弯式

建议持续时间

3~5 次呼吸。

益处

半蝴蝶背弯式能够拉伸脊柱及身体前侧。对于向前弯曲的坐式，特别是对于半蝴蝶式（第 50 页），半蝴蝶背弯式是最佳的反向拉伸体式之一。

风险和禁忌

患有手腕疼痛或有脊柱问题的人群应谨慎练习半蝴蝶背弯式。

体式指导

- 正坐在垫子上，右腿向前伸直。
- 弯曲左侧膝关节，左脚跟抵住右腿大腿内侧。
- 将左手放于臀部后方约 30 厘米处，手指远离身体（a）。
- 将身体重心转到左手，将臀部抬离地面，伸出右臂过头顶（b）。
- 右脚脚趾抵住地面。
- 换另一侧重复一遍。

变式和其他方案

吸气时提升臀部，呼气时将臀部轻轻地放置于地面，以柔和的方式进行此运动。按以上练习重复 5 次，并在最后一次时保持体式进行 3~5 次呼吸。

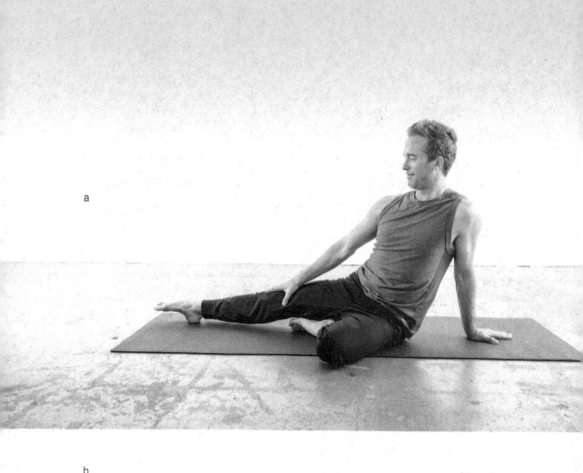

a

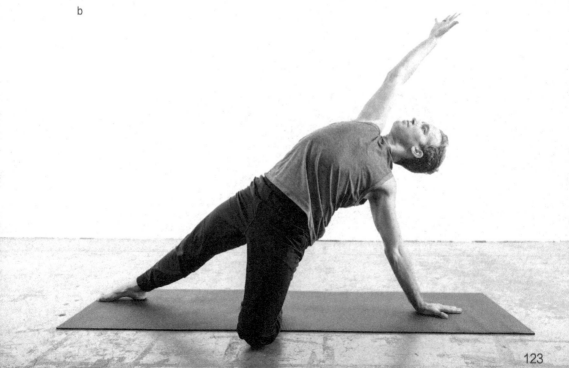

b

123

绕臀式

建议持续时间

以顺时针和逆时针方向各旋转 5~10 次。

益处

绕臀式有助于提高髋关节的灵活性。其次，转动臀部还能够拉伸下背部、手腕和肩部。对于睡天鹅式（第 79 页）、鞋带式（第 80 页）和单盘前屈伸展式（第 82 页）等拉伸臀部的体式，绕臀式是最佳的反向拉伸体式之一。

风险和禁忌

臀部疼痛的人群应谨慎练习绕臀式。

体式指导

- 双手双膝撑地，手腕置于肩部的正下方。
- 膝关节位于臀部后方几厘米的位置。
- 以顺时针方向转动整个身体（a）。
- 再以逆时针方向转动整个身体（b）。

变式和其他方案

根据自身情况调整身体的转动幅度。

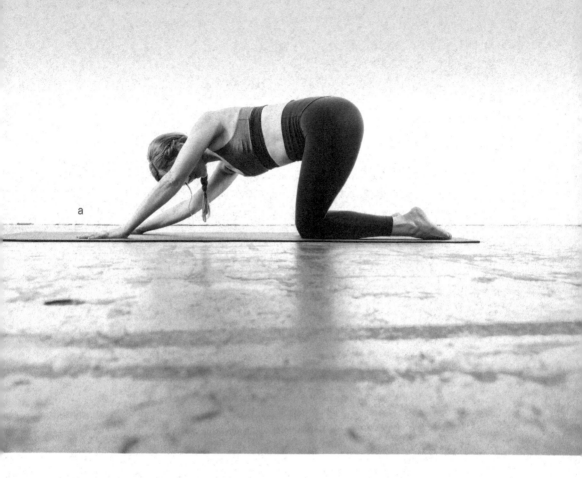

a

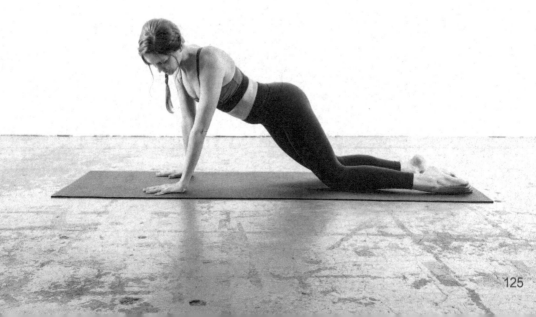

b

雨刷式

建议持续时间

1 分钟。

益处

雨刷式有助于提高髋关节的灵活性。其次，雨刷式还有助于拉伸脚踝、膝关节、下背部、胸部、肩部和手腕。对于睡天鹅式（第 79 页）、鞋带式（第 80 页）和单盘前屈伸展式（第 82 页）等拉伸臀部的体式，雨刷式是最佳的反向拉伸体式之一。

风险和禁忌

臀部疼痛的人群应谨慎练习雨刷式。

体式指导

- 以简易坐式（第 74 页）开始。
- 将双手置于臀部后方约 30 厘米处。
- 双手与肩同宽或略宽于肩，手指指向前方。
- 双脚放平，置于臀部前方约 30 厘米处。
- 打开双脚，与肩部同宽。
- 缓慢地左右摇摆膝关节（a 和 b）。

变式和其他方案

当膝关节摇向一侧的时候，在自己的运动范围内将头部转向相反方向，以便拉伸颈部。

a

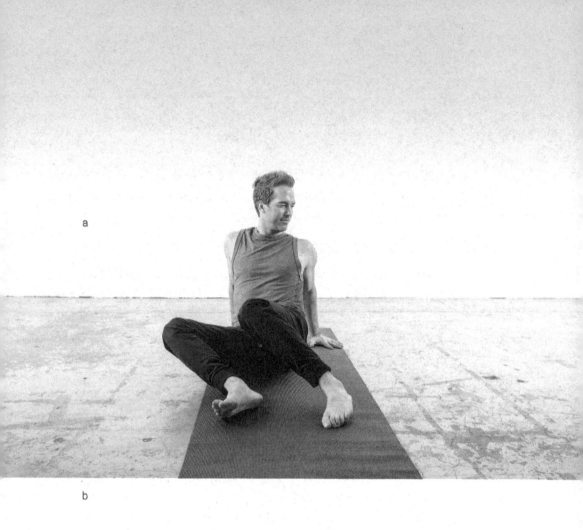

b

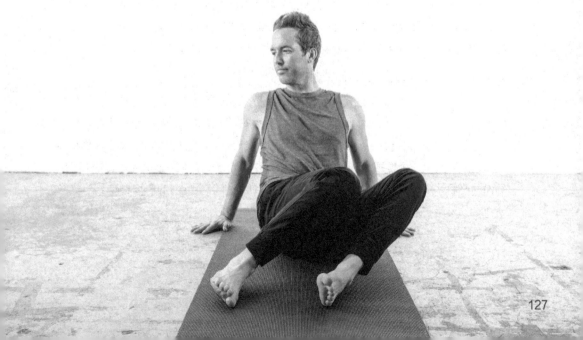

127

个人旅程

芙洛·马斯特

芙洛·马斯特是唱作人厄舍的私人舞蹈教师，常在全球各地旅行。芙洛还常去加利福尼亚雷东多海滩同终极格斗冠军赛的精英们一起训练。芙洛乐观、幽默，他的幽默、快乐以及对生活的热情感染着身边的每一个人。

特拉维斯：你是如何接触到阴瑜伽的呢？

芙洛·马斯特：我做过 11 次膝关节手术，都是因为过度训练和练舞导致的，我一直在想我需要弄清楚我哪里做错了。李小龙背部受伤时医生说他再也无法走路了，余生都会是瘫痪的状态，李小龙并不接受这一点。后来李小龙站起来了，并且可以走路了，他想出了办法让自己站起来，并且又回来打败了所有人！所以我就想，我应以李小龙的心态去面对伤痛，我要弄清楚他是怎么做到的。随后，我偶然在终极瑜伽课程中发现了阴瑜伽。我当时就认为这就是我这一生在寻找的东西啊！

特拉维斯：练习阴瑜伽之后，你的身体有什么感受呢？

芙洛·马斯特：因为之前做过很多次膝关节手术，我总是感觉身体很僵硬。我不能弯曲膝关节，像格斗、跳舞、跑步或者某些运动中的一些姿势我都不能做，我也无法陪孩子们一同参与这些项目。于是我开始练习阴瑜伽，并保持很长时间的拉伸。我感觉身体开始变得灵活了，下蹲的幅度更大了，跳舞的时间也变长了，起床的时候也感觉身体变得轻盈了。我就觉得很惊讶，这就像某种神奇的药物一样。对我来说阴瑜伽的功效就像是药物一样，就像某些人在我的关节里注入了万能胶！没有练习阴瑜伽的时候，我就像《绿野仙踪》（ *Wizard of Oz* ）里的铁皮人一样僵硬。但在练习后，就像给铁皮人加了润滑油，身体能够活动自如了。所以我就告诉自己，一定要坚持下去。

特拉维斯：你有建议厄舍练习阴瑜伽吗？

芙洛·马斯特：有件关于厄舍的趣事，他的后背有非常严重的问题，但是他还得表演，我对他说："伙计，你这是缺乏拉伸。"他回答："我有做一些拉伸。"我对他说："不对，你的拉伸方式不对。"我接着说："你知道吗？我曾经也和你一样，所以我有一个特别适合你的东西推荐给你。"于是，我就拿着终极瑜伽——阴瑜伽的光盘，去了他的酒店。我们播放光盘，跟着练习了全部的阴瑜伽动作。那晚他登台的时候，他做了件从未想过能够做到的事！他开心地不停跳跃。我当时就想这家伙怎么了？他下了台之后对我说："谢谢你，芙洛。"从那以后，他就开始练习阴瑜伽，一直坚持到现在。

特拉维斯：这是一个多么棒的见证！为什么运动员和表演者应该练习阴瑜伽呢？

芙洛·马斯特：如果身体僵硬，什么都行不通，没办法做深蹲、没办法做俯卧撑、没办法跳跃、没办法做引体向上、没办法踢腿和打拳。如果没办法做这些动作，就意味着什么都做不了。如果身体没有能动性、关节不灵活，就意味着无法做任何运动。如果不拉伸，不长时间保持体式以拉伸到筋膜，那么身体僵硬的情况就得不到任何改善。

特拉维斯：你比较喜欢的阴瑜伽体式是什么？

芙洛·马斯特：我比较喜欢睡天鹅式。这个体式在某种程度上可以拉伸我的髋关节。

特拉维斯：你最不喜欢的阴瑜伽体式是什么？

芙洛·马斯特：我不喜欢练习卧半英雄式。这个体式让我感觉自己像个 85 岁的老人。

特拉维斯：你有什么想与大家分享的"阴瑜伽启发"吗？

芙洛·马斯特：如你所说的一样，紧张的身体就像是驾驶一辆拉着紧急刹车的汽车，长此以往会把刹车垫磨坏。所以不去拉伸，身体出了问题就只能怪自己了！

第 4 章
调息与冥想

"我们可以让思绪如同静水一般，以至于生物聚集在我们身边，我们可以看到他们的形象。宁静让生活更为清晰，甚至会带来更富有激情的生活。"

——威廉·巴特勒·叶芝

　　在第 3 章中学习了阴瑜伽的体式，这些体式对身体起着修复作用并能带来诸多益处。而除了这些，我们又能做些什么呢？

　　在本章中，我们将详细探讨调息法和冥想法，以及它们为何如此重要。身体练习能够为进入更深刻、更微妙的练习做好准备，而根据我个人的经验来看，调息和冥想是身体练习的自然延展。你是否有这样的经历，当坐下来有意识地进行呼吸或冥想，但却因为身体不适而无法完成这样的练习；也许你打算静坐 30 分钟，但在中途却感到膝关节疼痛，髋关节有些僵硬，或是下背部有点疼。听起来是否熟悉，曾经发生过这样的问题吗？（顺便说一下，这些部位都是阴瑜伽练习会专门强化的部位！）对我来说是这样的，对于瑜伽练习者来说这种经历也很常见，所以以为了在调息和冥想练习中能够坚持更久，并避免身体的各种不适，瑜伽练习者创造了很多体式。

　　一些初级练习者在练习初期可能只专注于体式，这样做是完全可以的，作为一名教师，我常见到类似的情况。但是身体练习总是有限的，终究会遇到瓶颈。刚开始的时候，身体练习会让我们感到兴奋，并感受到能量和转变。但有一天会感到停滞不前，身体练习无法再带给我们曾经的感受。此时，我们会感到焦躁、沮丧、没有动力，甚至想要放弃，这时就需要开始迈入调息和冥想阶段了。

　　当我们开始以一个全新的方式挑战自己的时候，会再次获得成长，并能探索到更多令人兴奋的新发现。最振奋人心的是，调息和冥想练习是没有限制的。现在，就让我们开始进入调息练习吧。

调息

　　调息，即瑜伽呼吸的科学。古代瑜伽练习者充满好奇和激情地探索着自然，他们细致入微地观察自然界的各类生物，并尊重着这些生物。他们发现了一件显而易见的事情，即长寿与呼吸的速度有关。大象、乌龟这类动物都具有较长的生命周期，而且它们的呼吸频率都很低。而呼吸频率高的动物，像鸟类、狗、兔子等，它们的生命周期就较为短暂。以乌龟为例，它们平均寿命长达 100 年，而呼吸频率约为每分钟 4 次。相反，兔子的平均寿命仅有 10 年，呼吸频率每分钟高达 30~60 次。通过这样的观察结果，瑜伽练习者认为这类规律也适用于人类。瑜伽练习者将自己作为实验目标，尝试减缓呼吸频率，并且证实了调息法确实有改善身体健康状况的效果。今天我们了解到急促无规律的呼吸会导致身体紧张，并会激活自主神经系统的分支交感神经。身体越紧张，机体损坏速度就会越快，从而会导致疾病，损害健康，甚至会导致过早死亡。在调息中，副交感神经系统发挥着作用，使身体得以休息和修复。同时，缓慢的呼吸频率可以增强心脏的功能，并能使它获取更多的滋养。

调息不仅仅只是控制呼吸，它也意味着生命力量的延伸和扩张。在通过体式练习，身体和思想得到强化之后，便可以开始跟随有经验的教师学习调息了。

调息的 4 要素

调息需要掌握呼吸的 4 个方面，以下是调息的 4 个要素。

- 吸气。
- 屏气。
- 呼气。
- 屏息。

通常情况下，刚开始学习调息的练习者需要学习怎样正确地呼气，一旦掌握了呼气的窍门，吸气就会变得更有力。练完吸气之后练习如何屏气。掌握了前 3 个步骤之后，就可以开始练习屏息的技巧了。

屏息对一般人来说是最难的部分。屏息时要放空自己体内的空气。大部分人可以做好屏气，但是屏息对他们来说可能具有挑战性。从生理学角度讲，呼气之后身体会缩小，而屏息强调放空的状态。

呼吸的解剖学原理

肺和隔膜位于胸腔内部（参见图 4.1），隔膜的外观看起来就像是一个水母或者蘑菇的顶部。隔膜一词源于希腊单词，意为围绕或隔板，隔膜充当胸部和腹部的分界线。受肝脏位置的影响，隔膜右半部分略高于左半部分。隔膜如同气缸里的活塞一样，在体内上下移动（参见图 4.1a），吸气时胸腔展开，隔膜下沉变平，这会使腹部像气球一样向外鼓起（参见图 4.1b）。呼气时隔膜得到释放，腹部肌肉收缩，将空气排出体外。排气过程中，肋间的肌肉随之放松，胸腔变小（参见图 4.1c）。

呼吸过程会因疾病、受伤或者个人呼吸较浅的习惯而受到影响，隔膜的作用也会受到限制，并会引起呼吸频率短暂的不稳定。短促且不稳定的呼吸会降低血液输送至身体和大脑中的氧气量，从而会刺激交感神经系统，并引起急性应激反应，而此时心脏跳动会变得不规律，会使人产生焦虑的思绪并感到空虚。

对于那些呼吸深且有节奏的人来说则正好相反，他们的每次吸气都吸进了足够

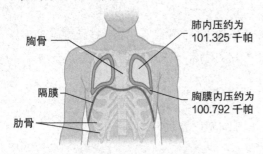

气压约为 101.325 千帕

胸骨

隔膜

肋骨

肺内压约为
101.325 千帕

胸膜内压约为
100.792 千帕

a　　隔膜放松状态以及胸廓或胸膛，
　　　请注意胸腔放松时的大小

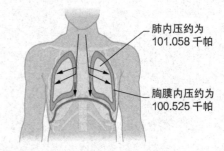

气压约为 101.325 千帕

肺内压约为
101.058 千帕

胸膜内压约为
100.525 千帕

b　　吸气时胸部和胸廓尺寸变大，形
　　　成负压将空气吸入肺部

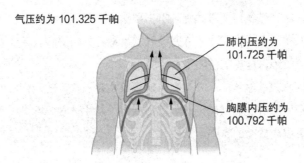

气压约为 101.325 千帕

肺内压约为
101.725 千帕

胸膜内压约为
100.792 千帕

c　　呼气时肺容量减少，排出肺部空气

图 4.1　肺和隔膜：（a）放松状态；（b）吸气；（c）呼气
源自：W.L.Kenney, J.H. Wilmore, and D.L.Costill, Physiology
of Sport and Exerase, 5 th ed.(Champaign IL: Human Kinetics,
2012), 166.

的氧气，而强壮的隔膜可以发挥最大作用，为全身输送氧气。身体和大脑血管的扩
张，可以使富含氧气的血液在体内自由循环，因而激活了副交感神经系统，从而产
生放松反应释放出诸如脑啡肽和血清素等使身体感觉良好的化学物质。这会使心跳
稳定，思绪也变得平静，情绪也会稳定。我不知道你会怎么选，但是我会选第二种
方式生活。

调息的收束法

尽管收束练习在阴瑜伽练习中并非必须练习，但是收束法在调息练习中可以发挥出强大的作用。收束法即指束缚、受限或收缩，以增加瑜伽技巧的作用。

根底收束法：会阴收束法

根底收束法的体式为收缩会阴，提升骨盆，有助于控制情绪冲动、减少对食物和睡眠的需求。

站式收束法：收腹收束法

站式收束法意为飞翔。练习此收束法即收缩和上提腹部肌肉。在练习根底收束法之后再练习此收束法可以增强练习效果。这项强有力的收束法可以锻炼隔膜和呼吸道的肌肉，能增加身体对营养的吸收，同时还有利于消化。站式收束法在收束法中的练习强度最大。

收颌收束法：锁喉法

收颌收束法是将下巴抵向胸口，使喉咙收缩。收颌收束法可以缓解喉咙不适的症状，如炎症和扁桃休炎，还可以提升声音的质感。

我从教师施瑞瓦察·拉玛斯瓦米那里学到了调息收束法，他是瑞特克瑞斯纳玛查雅的学生。他教授学生在呼气结束后屏息时练习收束法。顺序是：根底收束法——站式收束法——收颌收束法。这3种收束法合称为大收束法。在开始下一次吸气时，顺序是收颌收束法——站式收束法——根底收束法。屏气时则以大收束法的顺序练习，这会使得吸气会更深并且更有力量。在练习调息的过程中，这个技巧会使得每次呼吸变得更加有力。

调息体式

调息练习有很多体式，包括坐式和卧式。有些体式更多会锻炼到臀部，而有些则主要会锻炼到膝关节。可根据个人情况选择不同的体式。当然，要选择会为自己提供支撑并使自己感到舒适的体式。所有的体式都可以使身体变得舒展，从而为呼吸带来更多的空间。下面介绍配合调息练习的体式。

简易坐式：简易屈腿坐式

简易屈腿坐式适用于所有调息练习。

- 以一个比较舒服的坐式开始。
- 双腿交叉叠放。
- 正坐在垫子上，脊柱挺直。
- 肩部下沉向后放松。
- 小腿外侧抵在位于其下方的足弓处放松。
- 双手舒适地放在膝关节上。
- 可在臀部下方放置支撑物垫高臀部，以便更舒适地进行练习。

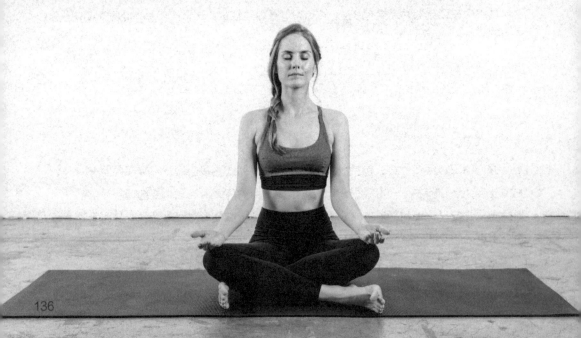

英雄式：英雄坐

英雄坐适用于所有调息练习，特别是对于鼻腔交替呼吸法（第 146 页）、火呼吸法（第 147 页）和头颅发光呼吸法（第 148 页）练习很有帮助。

- 双膝并拢，双脚距离略宽于臀部。
- 坐在双脚之间。
- 正坐在垫子上，脊柱挺直。
- 肩部下沉向后放松。
- 双手放松，手掌向下放在大腿上。

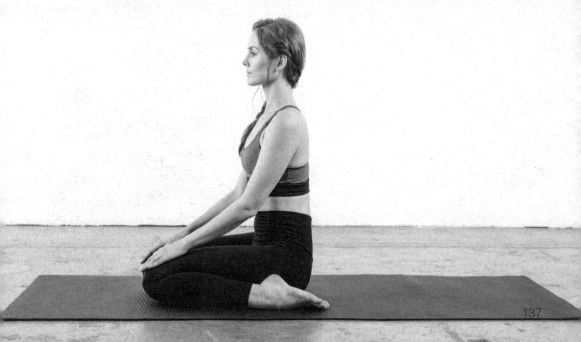

辅助英雄式

辅助英雄式适用于所有调息练习，特别是对于鼻腔交替呼吸法（第 146 页）、火呼吸法（第 147 页）和头颅发光呼吸法（第 148 页）练习很有帮助。

- 双膝并拢，双脚距离略宽于臀部。
- 在臀部下方放置支撑物，坐于双脚内侧的支撑物上。
- 可调节支撑物的高度，以避免膝关节不适。
- 正坐在垫子上，脊柱挺直。
- 肩部下沉向后放松。
- 双手放松地置于膝关节或大腿上，一只手置于面部，以便按住鼻孔，使得鼻腔可进行交替呼吸。

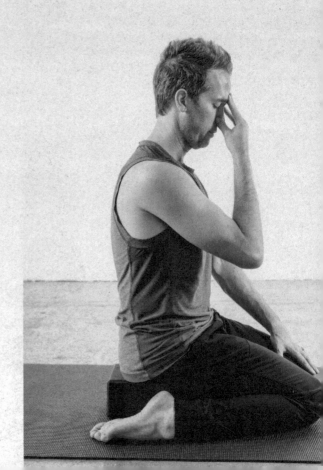

莲花式

莲花式适用于所有调息练习。

- 正坐在垫子上。
- 打开双膝，双膝之间的距离略宽于简易屈腿坐式（第 136 页）。
- 将一只脚放在另一只脚的前面。
- 脊柱挺直。
- 肩部下沉向后放松。
- 双手放松地放在膝关节上。

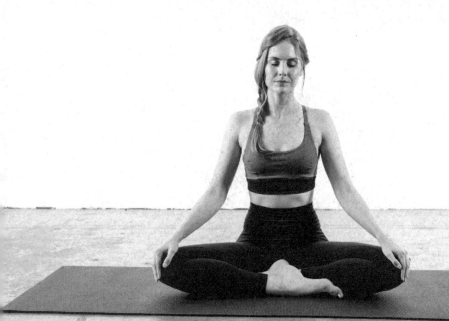

椅子式

　　椅子式适用于所有调息练习，特别是对于喉式呼吸法（第 144 页）和均衡呼吸法（第 145 页）练习很有帮助。

- 放松地坐在椅子中央或靠前的位置。
- 双脚放平，分开与肩同宽。
- 正坐在椅子上，脊柱挺直。
- 肩部下沉向后放松。
- 双手放松地放在双腿上。

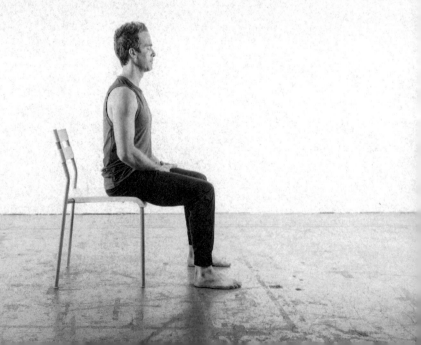

卧束角式：卧蝴蝶式

卧蝴蝶式适用于所有调息练习，特别是对于火呼吸法（第147页）、头颅发光呼吸法（第148页）练习很有帮助。

- 身体躺平。
- 双脚脚掌并拢相对，脚趾指向前方，膝关节向外打开。
- 双手放松地放置于身体两侧，或者一只手置于腹部，另一只手置于胸前。
- 也可在膝关节下方放置支撑物，以提供支撑。

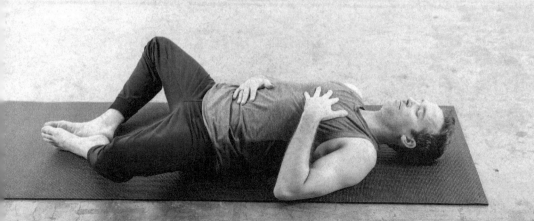

卧帐篷式（调息法）

卧帐篷式适用于所有调息练习，特别是对于火呼吸法（第 147 页）、头颅发光呼吸法（第 148 页）练习很有帮助。

- 身体躺平。
- 双脚分开，与垫子同宽。
- 慢慢将双膝互抵并拢，相互支撑。
- 双手放松地放置于身体两侧，或者一只手置于腹部，另一只手置于胸前。

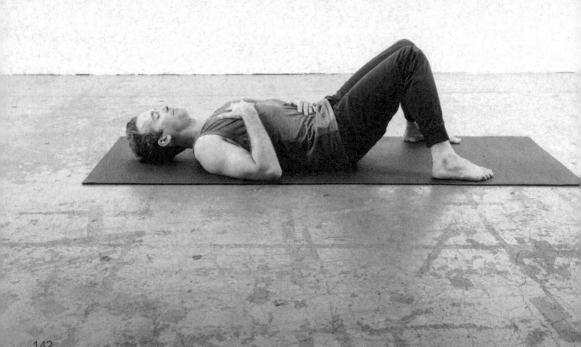

调息练习

在本章中，我们探索了不同的调息练习体式。现在你已经了解了这些古老呼吸练习的重要性。接下来，在学习理论的同时，你还会学习到调息经验。每一个练习说明都会概述练习方法，并列出应练习的次数及所能获得的益处。在尝试呼吸练习之前，请务必先阅读练习说明后面的小提示。

喉式呼吸法

喉式呼吸法是指呼吸时让空气轻缓通过位于气管顶部的声门，从而能听到柔和的声音，这个声音在吸气和呼气时都是持续的。声音的震动能使注意力更加集中。

益处

喉式呼吸法可有利于思考，能帮助我们将分散于外界事物的注意力转移至内在的思绪世界中。

练习方法

- 以喉式呼吸法吸气 4 次（吸气 4 次的意思是指进行一个计数 4 下的吸气过程，余后类似的地方与此处意思相同）。
- 以喉式呼吸法呼气 4 次。
- 按以上呼吸练习重复 10 组。

均衡呼吸法

均衡呼吸法是一个很好的基本调息练习方法，专注于均衡呼吸。在体内循环后排出的气体量与所吸入的气体量相同。

益处

通过集中进行基础练习，均衡呼吸法能够稳定思绪。

练习方法

- 吸气 4 次。
- 屏气 4 次。
- 呼气 4 次。
- 屏息 4 次。
- 按以上呼吸练习重复 10 组。

清理经络调息法：鼻腔交替呼吸法

鼻腔交替呼吸法能够平衡我们的左右脑，因此，这也是一项作用非常强大的调息法。

益处

鼻腔交替呼吸法可以使人平静并集中思绪，让大脑专注于当下，有益于血液循环系统、呼吸系统及体温调节系统。同时，它还可以让人释放长久累积的压力。

练习方法

- 呼气排空肺部空气，以右手大拇指堵住右侧鼻腔，左侧鼻腔吸气 4 次，屏气 2 次。
- 以右手无名指堵住左侧鼻腔，右侧鼻腔呼气 4 次，屏息 2 次。
- 以右侧鼻腔吸气 4 次，屏气 2 次。
- 以右手大拇指堵住右侧鼻腔，左侧鼻腔呼气 4 次，屏息 2 次。
- 按以上呼吸练习重复 8 组。

风箱式呼吸法：火呼吸法

火呼吸法能够非常有效地打开呼吸道，从而改善通过鼻腔呼吸的呼吸系统。练习时应将注意力集中在胸腔和肺部。练习过程中，身体应保持稳定，特别是肩部和胸部。除了肺部、隔膜和腹部以外，其余身体部位应保持不动，尽量放松面部。

益处

火呼吸法可以强化隔膜、刺激心脏、增强血液循环，还可以放松大脑并刺激脑脊液的循环。这项强有力的呼吸方式有助于清理鼻窦黏液，帮助抵御流感及其他呼吸道的疾病，还能改善消化系统功能并促进新陈代谢。定期练习火呼吸法可以强化神经系统。

练习方法

- 在 60 秒内，用鼻子快速呼吸，并让腹部随着呼吸鼓胀和放松。
- 同时加重吸气和呼气。
- 注意自己的胸腔和肺部。
- 如果感到有些晕眩，可放慢呼吸速度。

圣光调息法：头颅发光呼吸法

与火呼吸法十分类似，头颅发光呼吸法也是一种常见的调息练习方法。在我向施瑞瓦察·拉玛斯瓦米老师学习更深层的调息法时，他总是让我以这种呼吸法开始，再过渡到其他方法。这项练习通过鼻子呼吸，并想象自己像铁匠的风箱一样有力，将体内的空气推挤排出，以加强呼气。这项呼吸法的要点是需要专注于鼻腔，呼吸时就像打喷嚏一样。这项呼吸法被认为是鼻窦黏液失调的克星，同时，它还可以通过刺激大脑来激活脑垂体和松果体。

益处

头颅发光呼吸法通过不断压迫和释放脑脊液，从而起到放松大脑的效果。此外，为血液带来大量氧气，从而激发了细胞活力。体内的二氧化碳被排出，增加了血液化学成分的碱度。头颅发光呼吸法有利于保持肺部的海绵体的柔韧性。同火呼吸法类似，头颅发光呼吸法还可以清洁净化鼻窦和呼吸道，按摩隔膜和肝脏，强化腹部器官，激活大脑并唤醒微妙的感知系统。

练习方法

- 以鼻子呼吸，加强呼气，吸气应当是一种自然反射。
- 将注意力集中在鼻子和鼻腔。
- 进行以 36 次为一组的头颅发光呼吸法练习，再进行 5 次喉式呼吸法练习。
- 以这样的步骤重复，共进行 108 次头颅发光呼吸法练习。
- 如果感到晕眩的话，请放缓呼吸速度，缓慢地重复练习。

逆流一：中断吸气法

中断吸气法是指进行喉式呼吸练习时，中断吸气 1~2 次。

益处

中断吸气法提高了练习者控制呼吸的意识，并能提高其控制呼吸的能力。

练习方法

- 吸气 2 次。
- 中断 2 次。
- 再进行吸气 2 次，让肺部充满氧气。
- 呼气 4 次直到肺部气体清空。
- 按以上步骤重复 10 组，可有效激活喉式呼吸法。

逆流二：中断呼气法

中断呼气法是指进行喉式呼吸练习时，中断呼气 1~2 次。

益处

中断呼气法提高了练习者控制呼吸的意识，并能提高其控制呼吸的能力。

练习方法

- 吸气 4 次。
- 呼气 2 次
- 中断 2 次。
- 再进行 2 次呼气直到肺部气体清空。
- 按以上步骤重复 10 组，可有效激活喉式呼吸法。

不均衡呼吸法

不均衡呼吸法吸气和呼气的比例不同，持续的时长也有所差别。瑜伽练习者们最喜欢的练习方式是将每两次呼气算作一次。

益处

不均衡呼吸法可以使大脑平静、神经系统放松。

练习方法

- 吸气 4 次。
- 屏气 4 次。
- 呼气 8 次
- 屏息 4 次。
- 按以上呼吸练习重复 10 组。

调息的益处有很多，但是必须要缓慢稳健地进行练习。人们总是希望事情可以快速产生效果，但是请把调息练习想象成马拉松，而不要想象成短跑冲刺，我们需要运用耐心和智慧来取得进步。

把神经系统想象成一块线路板，如果接入的电压过大，就会烧坏保险丝，会造成线路板永久性的损坏，人体同样如此。这就解释了为什么波怛萦利在他的著作 *Eight Limbs of Yoga* 中将体式练习放在了调息练习的前面。练习瑜伽体式可以强健体魄、增强身体的稳定性，使我们能够有效地利用冥想练习激发生命力量。如果练习者进入调息练习过快，或在练习时急于求成，就会导致一系列神经系统的问题，如出现颤抖、战栗、焦虑和抑郁等症状。我遇到过发生类似情况的练习者。最近，一个随我练习调息和冥想的学生与大家分享了她的经历：之前因为没有跟随专业的教师学习调息，导致癫痫发作。那次经历让她受到了创伤，但幸运的是，在与我们一起练习的日子里，她的病情逐渐得到了恢复。

调息练习小提示

通常调息练习是在体式练习之后、冥想练习之前进行，进行调息练习应当选择安静整洁的空间，并远离纷扰，空间要保持良好通风，以预防吸进有害的物质。温度应为略微温暖，避免太阳直射，在阳光较为温和的日出和日落之时可以进行日晒。还应避免强风并远离风力过强的风扇设备，这些因素都会扰乱我们体内的空气元素。如果气温过低或者有小昆虫骚扰，可以盖个薄被或毯子，以保护身体。

通常调息练习的最佳时间是在早上，可以依据自己的情况选择练习时间。如果情况允许的话，尽量每天在同一时间和同一地点练习。无论选择在什么时间练习调息，请确保一定要空腹进行。通常情况下，适合练习调息的时间是在饭后 3~4 个小时，因为胃中存在食物会妨碍深呼吸，并且在做更深程度的调息练习时会引起恶心，所以请根据自己的时间选择合适的时间段进行练习。练习一般需要 5~45 分钟，但关键在于要保持规律的练习。

早上可以选择更深程度的、令人精力充沛的调息练习，例如练习火呼吸法和头顶发光呼吸法。而在晚上睡觉前可以练习舒缓放松的调息法，例如练习均衡呼吸法、鼻腔交替呼吸法或不均衡呼吸法。不论选择练习哪种调息法，都要避免在练习时产生压力。经过规律和稳定的练习后，随着时间的推移身体会变得更健康，所有成效也都会自然而然地到来。

冥想

冥想是一种在头脑中进行的瑜伽练习。冥想时，我们从繁忙的世界中抽离出来，进入安静状态，深化与自己的联系，并成为自己思想的观察者。毋庸置疑，思想引导我们的行为，行为形成习惯，习惯造就性格，性格又是决定我们如何度过当下生活的主要因素。简单说来，任何事物都可以追溯至大脑里的思想活动。因此，想要改变外界现实，就必须先着手改变内在世界。

规律地进行冥想练习能带来许多益处。以下为冥想的益处。

提高免疫力	降低应激激素
强化记忆	为身体带来甚至超过睡眠的恢复效果
降低血压	增加大脑灰白质
使思绪更清晰	为左右脑建立起桥梁
更富创造力	提升幸福感

冥想体式

冥想主要有 4 个体式（参见图 4.2），不论体形如何，总有一个体式适合你。你或许有自己中意的体式，但是身体需求会定期变化，因此应该相应地调节姿势。例如，在我的学生中，有人正在接受癌症治疗，因此要求他们去做卧姿以外的其他体式都是不现实的。另外，有时还需要根据所处的不同环境做出适当调整，例如在办公室、家里、车里或机场。4 个冥想体式为盘腿坐式（参见图 4.2a）、椅子坐式（参见图 4.2b）、平卧式（参见图 4.2c）和步行式（参见图 4.2d）。

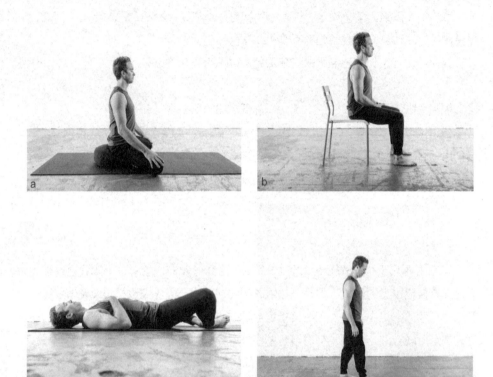

图4.2　冥想体式：（a）盘腿坐式；（b）椅子坐式；（c）平卧式；（d）步行式

不练习冥想的常见借口

很多人都知道练习冥想的各种益处，但却始终对冥想有所抵触。或许在开始练习时就产生了抵触，或许是没能将冥想变为一个习惯，这些都是很常见的问题。事实上，对于生命中任何有意义的事物，我们都需要接受挑战并为之努力。当坚定不移地去克服这些挑战时，身心就都会有所成长。下面来看看人们通常为了不练习冥想都找了哪些借口。

没时间

你必须得为获得更多时间而腾出时间，因为冥想练习可以使你更加高效，从而节省时间。当你花时间停下忙乱的工作并集中注意力之后，你犯错的次数就会大大减少。如果你按照这样去做就会发现，面对需要尽快完成的任务时，你仍可以保持内心的平静。完全可以把花费在社交媒体上或电视节目上的时间抽出一点来练习冥想。这就需要学会管理时间。很多成功的公司总裁、电影制片人、运动员和演艺人员都在练习冥想，他们的工作行程非常紧凑，但即使是最繁忙和最紧张的时候，他们也都能抽出时间来练习冥想。如果他们可以做到，你也一定能做到。

我不知道怎么开始

我的答案是从"小"和"简单"开始。如果你能抽出 5 分钟的时间来，那就从每天练习 5 分钟开始。就像做其他的事情一样，关键在于坚持。正如世界著名的励志演说家和作家托尼·罗宾逊所说："重复是技巧之母。"每天进行冥想练习，你会收获许多益处。你还可以在智能手机上下载许多冥想练习的应用软件。

我练习冥想没有效果，我无法控制自己的想法

就像唾液腺分泌唾液一样，大脑会产生思绪，这是一个自然的过程。不要控制你的思绪，而是让自己去指导它们。很多人对冥想都有误解，他们认为在冥想时应当感到愉悦，并沉浸在无边无尽的欣喜中。尽管会有这种状态，但是冥想状态取决于练习时的自然状态。冥想练习就像是照镜子，它是当前状态的一种反射。如果你是焦虑不安的，它就会反射出焦虑；如果你是愉悦的，它就会反射出愉悦。关键是不要去评判它、拒绝它，观察并遵循自己这种自然的状态。通过冥想，你会发现一个不那么混乱的自己。

冥想练习小提示

　　开始练习时，先在家中找到一个安静、整洁、舒适的地方专门用来进行冥想练习。可以在一个房间里，甚至是一个角落，你将在那找到平静。对一些人来说，在家中练习可能不那么实际。冥想的空间也可以是工作的地方，甚至是在车里（但请不要在开车时练习冥想！）。选择一个不会被打扰的时间，对大部分人来说，早上比较合适，但你要找到适合自己的时间。

　　找到适合自己的冥想体式后，请务必谨记以下建议。下面所列的每一项建议都对冥想练习有帮助，能使练习更加有效，尤其对初学者来说更有效。对这些简单的技巧练习得越多，就会感觉越自然、轻松。

脊柱、头和颈部

　　保持下巴与地面平行，也可将下巴微微偏向下方，这样可以为颈部带来更多的空间。身体直立，放松。根据自身情况可选择借助坐在椅子上或者靠墙站立来挺直背部。在某些情况下，可以选择卧姿。选择平卧体式的时候，在膝关节下方垫枕头，或者在头部和颈部的位置垫一些支撑物会很有帮助。姿势如同坐姿练习时一样，将额头和下巴处于一条水平线上，以此伸展颈部。多数情况下，更建议选择坐姿练习。在冥想练习中，需要保持清醒的状态，平卧的体式通常会使人昏昏欲睡。

凝视

　　在冥想练习中，通常会闭着双眼。如果感到困倦或者以前有过心理创伤，则可以睁开眼睛。在这种情况下，需要放松，目光应保持柔和，盯住一个固定的点来进行冥想练习。

手臂和双手

　　采用坐姿练习时，将双手轻松自然地放在膝关节或大腿上。肩部放松，肘部以舒适的角度弯曲。通常是手掌朝上，但在特定情况下需要将手掌朝下。采用卧姿练习时，手臂轻轻地放在身体两侧，双手放置在舒适的位置。

双脚和双腿

　　当需要坐在地面上时，可坐在垫子或支撑物上，使臀部高于膝关节，这样可以减少膝关节的不适感。将支撑物垫在膝关节下方可以缓解臀部的不适感，这种方式有益于长时间进行坐姿冥想练习。当坐在椅子上时，双脚放松地平放在地面上，双脚分开与臀部同宽，以便舒适稳定地开始练习。如果双脚不能触及地面，可以在双脚下方放置稳固的支撑物。

静态

冥想练习和阴瑜伽练习一样，保持静态非常重要。应尽可能地保持身体静态，尽量避免做出烦躁的小动作。对于初学者来说，思绪容易被打乱，可能会想要挠痒，或感觉身体某个部位有些不舒服，会无意识地对这些感受做出回应。但在回应这种感受前，请先观察它，很多情况下它会以某种方式自行消失或改变。如果这种感觉一直持续，并引起中度不适，则可以进行调整，但请务必要谨慎地调整、移动身体。

在本章中，我们探讨了调息法和冥想法。这些练习可以补充和扩展阴瑜伽练习的效果，提升你的水平。请经常回顾本章内容，以便探索更多的练习体式。第 5 章的内容有关于自我赋予，你可以用所学到的知识深入地开发出个性化的练习方案。

个人旅程

马特·卡尔斯

马特·卡尔斯是一位从事多项运动的运动员和名人教练。马特参与过的长距离比赛包括白河（White River）50英里耐力跑、田纳西河10英里游泳、德拉诺公园12小时长跑和迪士尼乐园铁人三项比赛。马特获得的认证包括世界顶级健身俱乐部Equinox3+级证书，Strongfirst壶铃一级和二级资格，CrossFit二级资格，RYS500小时瑜伽指导认证（注册瑜伽学院）及FRC讲师认证，等等。

特拉维斯： 你在第一次练习阴瑜伽时有什么样的体验？

马特·卡尔斯：我记得我练习的第一个体式是低龙式。我之前练习过流瑜伽，因此练习低龙式的静态体式时感觉拉伸很强烈。我知道如何进入体式，并了解那种短时间保持一个体式时的不适感，但是没有体验过长时间停留在一个体式的不适感，我练习的第一个阴瑜伽体式就让我尝到了这种滋味。之后，我练习了其他一些感觉不错的体式。我练习了体式和冥想，这也是我特别中意阴瑜伽的缘故。当练习完后，思绪会完全不同，身体也感觉非常轻松。

特拉维斯： 你对那些抗拒阴瑜伽的人有什么建议吗？

马特·卡尔斯：我想说的是，请尝试一下。阴瑜伽真的会强化你正在进行的训练，例如循环训练、举重。如果你每星期进行跑步训练4~5次，那么你需要达到一种平衡，因为训练的重中之重就是平衡。阴瑜伽练习就好比给了你重启和充电的机会。

特拉维斯： 阴瑜伽为你其他的健身练习带来了哪些影响呢？

马特·卡尔斯：我认为它首先影响到了我流瑜伽的课程练习。我在课堂上练习的时候发现我的身体比以前更灵活了。在练习战士一式和战士二式时，我的动作幅度可以做得更大，衔接动作也做得更好了，脊柱和髋部屈肌也能向外展开得更多了。慢慢地，练习阴瑜伽带来的效果深入到了其他核心力量的练习中，例如跑步时，我感到我的臀部没有那么僵硬紧张了。同样，在对腘绳肌有较高要求的壶铃训练中，我也能够很好地运用腘绳肌了。

特拉维斯：你是如何练习阴瑜伽的呢？

马特·卡尔斯：有时我会规定自己练习 1.5 小时的阴瑜伽，会选择 5~10 个体式，每个体式保持 3~5 分钟，有的时候甚至会达到 10 分钟。刚开始练习时，大概在保持体式 20 秒的时候，我就已经很喜欢这种感觉了，惊叹居然会有这样的效果。阴瑜伽真的非常具有挑战性，第一次练习的时候，感觉就像有人在踢我的屁股，但同时还挺享受的。通常在尝试了几次后就会开始了解它，经过几个月的练习之后就会真正地领会它。在获得领悟的时候，阴瑜伽会为思想、身体、精神、情绪带来种种变化。

特拉维斯：你最喜欢的阴瑜伽体式是什么？

马特·卡尔斯：我喜欢练习钻石坐式。练习这个体式能得到拉伸，而且让我感觉非常放松。保持这个体式一段时间后，我能感受到自己的呼吸非常深，并感到安宁。

特拉维斯：你最不喜欢的阴瑜伽体式是什么？

马特·卡尔斯：我最不喜欢的体式应该是龙式，应该说是既喜欢又讨厌。如果我练习的时候感觉良好，我就会很喜欢练习它。如果我感到不舒服，而且臀部、腘绳肌和髋部屈肌感到僵硬紧张时，练习这个体式时就很艰难了。在能完成这个体式的时候，我会想："天啊，我终于完成了。"这个体式颇具挑战性。

特拉维斯：有什么关于阴瑜伽重要性的"阴瑜伽启示"和大家分享吗？

马特·卡尔斯：在练习阴瑜伽时，你要审视自己，保持安静地坐在那里。就像冥想一样，练习阴瑜伽能平衡人们每天捧着手机，忙于工作和人际关系的急躁生活。在其他形式的练习中是达不到这种效果的，这是非常珍贵的。

第 5 章
开发个人练习

"你每天都在做的事情比你偶尔做的事情更
为重要。"

——格蕾琴·鲁宾

现在，我们已探索了阴瑜伽的所有内容，接下来让我们行动起来进入练习。了解阴瑜伽的理论知识只是一个开始，站在瑜伽垫上才是奇迹真正开始发生的时候。印度有一句俗语：经验是最伟大的大师。换句话说，瑜伽练习带来的经验才是真正的老师。个人的练习将会带给自己一生无尽的学问、见识和智慧。

阴瑜伽练习是我们在那些重要和有意义的事物中的庇护所。整理忙碌的生活很容易，但有时候会存在太多的东西让我们远离真正重要的事物。而阴瑜伽练习就是为了强化这些内在和外在之间的平衡。

在膝关节因车祸受伤后，我几乎读遍了所有关于阴瑜伽的书籍，但这并不能帮我恢复健康。但是在练习阴瑜伽之后，我的副交感神经系统功能得到了改善，细胞获得再生，结缔组织得到重建，膝关节也恢复了正常。

入门

此时你可能会有很多问题。我要如何开始呢？我需要什么样的装备？我要怎样确定练习阴瑜伽的时间间隔？阴瑜伽练习会不会做太多了？最佳练习的时间是什么时候？在本章中会回答这些问题，以帮助你进行阴瑜伽练习。

练习空间

找到一个适合练习阴瑜伽的空间，在这个空间练习会带来令人兴奋的体验。将这个空间视为私人圣殿，在此你可以容纳自己，这将是为自己所做的最为有力的行动。这个空间可以是家里的一间房间，也可以是房间里的一个角落。但无论在哪，请确保该空间仅用于阴瑜伽练习，将不必要的杂物移开，使空间变得更为宽敞。要有良好的通风，保持空间整洁，尽量避免有灰尘及其他颗粒。

尽量减少噪声和令人分心的事物。尽管我们并不能控制自己的邻居甚至是家人，但需要尽可能保持练习空间的安静。有时候打开风扇和加湿器会产生噪声，因此使用风扇时，请确保它不会直吹身体或者不要调到最大挡，因为这些都会扰乱空气元素，打破思想和身体的安静状态。有时水喷泉可以产生使人放松的水声，能带来安静和放松的氛围。当家里有吵闹的小孩和其他人时，告诉他们："特拉维斯说了，请保持安静！"（开个玩笑）但是严格来讲，你需要跟你家里的其他重要人士、室友或小孩进行沟通，这会有所帮助。向他们解释一下，在一个安静的空间里练习对你的健康和幸福感很重要，通常他们都会满足你的要求，因为阴瑜伽练习能有效地减少紧张感和压力，你的家人、室友等一定会希望你坚持练习。根据我个人的经验来看，他们可不愿去面对你因压力过大而产生的满腔怒火。时机成熟的话，你还可以邀请你的家人一同参与练习。与所爱的人一起练习阴瑜伽，这也会是一种极好的体验。

我的冥想练习教师曾告诉我一项有趣的研究，这项研究是在讨论不同环境对人们行为的影响。研究小组选择了两条相距 10 个街区的街道，这两条街道都属于贫穷、犯罪猖獗的街区。研究小组让一条街道任其发展，但对另一条街道进行了改造。研究小组清理了垃圾，抹掉了墙上的涂鸦，并布置简单的景观来美化整个街道。做完这些工作的一年后，研究小组回来查阅了这两条街道的犯罪数据，结果令人大吃一惊。进行改造后的那条街道的犯罪率比没有进行改造过的街道低 50%，尽管这两条街道只有 10 个街区的距离。

这项研究证实了环境对人们的行为有影响。大部分人都知道当清理了杂乱无章的空间，并将其整理得井井有条的时候，那种感受十分清爽舒适。所以，请花些时间去整理自己练习的空间，创造一个让自己感觉良好的练习环境。练习环境越好，积极性就越高。

器材装备和工具

器材装备（参见图 5.1）会对长期坚持练习起到辅助作用，可以频繁地使用。我建议应准备多个装备，以满足不同体式的需要。这些器材装备可以确保你在练习中找到最佳位置。有时候你发现身体很灵活，不需要那么多器材装备。而有时候你的身体会有些僵硬紧绷，练习每个体式时可能都会用到这些。

瑜伽砖

我建议可以选购木质或泡沫材质的瑜伽砖。我个人比较喜欢泡沫材质的厚瑜伽砖，特别是在练习阴瑜伽的时候。木质瑜伽砖会有坚硬粗糙的感觉，不易使身体放松。如果初次使用瑜伽砖，请注意瑜伽砖有 3 个高度可以选择。可以通过翻转调整瑜伽砖，找到适合自己的高度。

垫子

高质量的垫子是练习阴瑜伽的必备品。选择一个硬度合适的垫子，以便提供稳固的支撑。相比起管状的垫子，我个人更喜欢大的长方形垫子。可以购买很多垫子，但我认为一个就足够了。可以以各种方式来使用垫子，以帮助自己找到合适的体式位置，还可以将垫子当作冥想和调息练习时的靠垫。

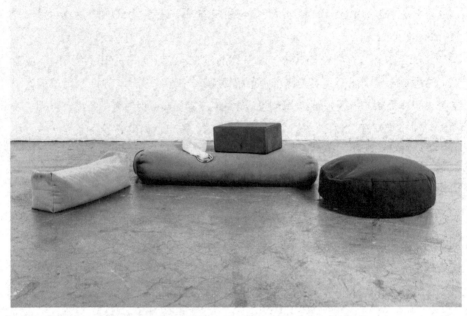

图 5.1   瑜伽器材装备和工具：瑜伽砖、垫子和瑜伽带

瑜伽带

瑜伽带是一种很有用的装备，在养生阴瑜伽的练习中会经常用到。如果你喜欢将阴瑜伽和修复瑜伽融合在一起练习，那么我建议你购买一个瑜伽带。当肩部僵硬紧张时做牛面式手臂动作，使用瑜伽带对拉伸手臂十分有益。此外，如果前弯时身体僵硬，瑜伽带也可以提供帮助。瑜伽带起到杠杆作用，帮助达到更深层次的拉伸。举例来说，练习半蝴蝶式时，可将瑜伽带套在向外伸展出去的脚底，双手握住瑜伽带，然后拉伸自己。当身体的灵活性提升后，你就会发现瑜伽带不再那么必要了，那时你就能抓住套着瑜伽带的脚底了。

毯子

毯子不是必需品，但这也是值得考虑的选择。我个人喜欢那种瑜伽工作室里常见的羊毛毯，可以把它当成衬垫。很多人在练习龙式体式时，需要在膝关节下方提供支撑。有时瑜伽砖或瑜伽垫太厚了，毯子就刚好合适。在练习睡天鹅式时，也可以在臀部前方下面垫上毯子。在练习挺尸式时也能使用毯子，以便更舒适地练习。练习卧蝴蝶式这类体式时，可以将毯子折叠好放在头部下方，或者用毯子盖住小腹，以让自己更舒适地练习。

计时器和音乐

使用计时器可以让你确保自己均衡地练习了左右两侧。很多智能手机里配有数字秒表，也可以将它作为计时器使用。还可以使用单独的秒表，或者使用手表的类似的计时功能。在练习时需要尽可能放松身体，因此，为避免干扰，应最大限度减少计时器发出的振动声音。我练习时会让秒表持续走动，并以快速计算的方式算出什么时候开始练习和什么时候停止练习。久而久之，生物钟会变得越来越准确，直觉会告诉你什么时候该结束练习了。有时在做一个比较难的体式时，你可能感觉自己已经坚持了 5 分钟了，而实际上只有 50 秒。这也是计时的另一个重要原因，计时器会确保你练习了足够长的时间。按照这个方法，在练习之前设定一个计划。明确自己想要坚持练习每个体式的时间。如果是短时间的练习，那么每个体式则可以保持两分钟。如果是长时间的练习，那么每个体式则可以保持5 分钟甚至更久。

播放背景音乐也可以增加练习的乐趣。确保所选的背景音乐能使内心感到宁静、平和。试着制订一份播放列表，以便你在开始练习之后不用像调音师一样来回更换音乐。不要让音乐成为干扰，分散了注意力。音乐用来帮助提升阴瑜伽的练习质量，以使我们更好地达到内心世界的平静。有时，在没有音乐的情况下进行练习可以带来另外一种不同的练习体验，安静的环境也能带来转变。进行不同的探索和体验，以便找到令你最舒适的方式。同时，在练习前，先聆听内心的声音，看看它想要什么。

如果用智能手机播放音乐或计时的话，需要把手机调成飞行模式，因为在长时间保持一个体式时，手机收到邮件、短信和网络信息时，你可能会忍不住去查看，这样便会打断练习。练习的时候，不适感和厌烦感也是不可避免的。猜猜你的内心感到厌烦和焦躁时会发生什么？它会寻求外界刺激。在哪里能获得外界刺激呢？手机呀！太容易了。阴瑜伽练习的部分好处就在于它让我们远离科技的打扰。我们已探讨过，身体需要调动副交感神经系统，但是当你在玩手机、玩电脑或者看电视时，就无法做到这一点。我可不想因为你违反这个要求而派"阴瑜伽警察"去你家！

"如果你只是短暂地拔掉插头，几乎所有的事情都会很快

恢复运作，你自己也不例外。"

——安妮·拉莫特

练习的频率和时长

可根据个人情况安排练习的频率，每个人的情况都不一样。最重要的是，人体的需求每天都在发生着变化，甚至每时每刻都不尽相同。因此，应当根据自己的直觉去决定练习的频率。练习的频率越满足身体需求，所获得的收获就越大。但即使是阴瑜伽这样极好的练习，也不能练习过度。

你要牢记的规则就是：凡事适度，讲究平衡。如果你是一名训练有素的运动员，那么应该尽量利用阴瑜伽练习来平衡自己的训练。阴瑜伽练习是使身体得到完全修复的重要方法。对于那些在职场中打拼的人士，"凡事适度，讲究平衡"这条建议同样适用。如果你很努力地去训练，那么你也需要很努力地去放松。因为过度练习会导致失衡，并且受伤或生病的感觉并不好受。

对于大多数人来说，我给予的建议是：练习的频率可以是隔一天练习 1 次或者一个星期练习 3 次。如果你按照计划执行，在第 1 个月的练习中就会经历巨大转变，你会发现身体没那么紧张了，压力变小了，整个身体变得很健康。当然了，即使一个星期练习 1 次，也会有好的改变，只要练习了就比不练强。某些时候，你可能会有更多的时间去练习，那么就要抓住这样的机会。我的一些学生被解雇了，但他们把这当作是更多练习阴瑜伽的好时机。练习阴瑜伽可以使他们以积极的心态去迎接下一份工作。他们获得了新工作，个人的财务状况得到了改善，他们为此感到很高兴，但是在某种程度上他们又有些难过，因为工作使他们不再有这么多的时间练习阴瑜伽了。

当你开始练习阴瑜伽时，我建议你根据本章中的内容进行练习。正如我们已了解到的，多样性是生活的调味品。每次练习时专注于身体不同的部位或核心，会让你受益匪浅。这会帮助你保持对练习的兴趣，还有助于避免过度练习同一个部位，这也可以被视作是阴式交叉训练。

当按顺序循环练习几次后，你就能更加适应不同的体式和练习。有时候你需要审视一下身体每天的需求。如果臀部感觉僵硬、紧张，你可以选择臀部健康练习以放松臀部。如果坐了一整天的车和飞机后，背部感到很僵硬，这时可以尝试让脊柱灵活的序列练习。要持续练习那些你有意逃避的体式，尝试着去找出阻力的根源，并以开放的态度探索产生这些不适感的原因并接受挑战，只有这样才能取得突破性的进步。

阴瑜伽和修复瑜伽有什么区别？

很多时候，当我培训瑜伽教练时，大家都会问一个问题：阴瑜伽和修复瑜伽有什么区别？这是一个很好的问题，它们二者有很多的相似性。

富有创造力的 B.K.S. 艾扬格在印度创立了修复瑜伽。艾扬格在瑜伽练习中引入了器材，通过使用器材以消除紧张感，并能够避免受伤。他的练习方法因专注于矫正而著名。因为使用了器材，艾扬格和他的教师们可以很好地调整体式，并帮助那些受病痛和疾病折磨的学生恢复健康。朱蒂斯·汉森·拉萨特老师在美国推广了修复瑜伽，修复瑜伽受到了广泛欢迎。修复瑜伽能为我们带来以下益处。

- 降低应激激素皮质醇。
- 改善睡眠，提高消化系统和免疫系统功能。
- 放松紧张的肌肉并缓解关节疼痛。
- 训练有意识地控制放松反应。
- 增强注意力，集中精神。
- 平衡神经系统。
- 激活放松反应。
- 可以作为冥想的入门。

修复瑜伽旨在激活放松反应，以便让身体能力自然地得到恢复并使身体保持年轻。对于这部分作用，阴瑜伽与之契合，但主要的不同之处在于修复瑜伽并不会去寻找边缘或追求拉伸。你应该还记得阴瑜伽体式的第一步就是寻找边缘。在修复瑜伽中，放松体式都是由不同的器材辅助完成的，这些器材很大程度上减轻了身体的不适感，并且其中没有拉伸的动作。除了本章前面提到过的器材，修复瑜伽练习还经常使用沙袋和瑜伽椅。在阴瑜伽中，通常一个体式要保持 3~5 分钟，而在修复瑜伽中，一个体式要保持 7~10 分钟。

尽管两种风格的瑜伽有不同，但是它们的相似之处确实多于不同之处。两者的共同点在于都需要慢下来，并需要激活副交感神经系统。当然，在使用器材装备练习阴瑜伽时，可以吸取阴瑜伽和修复瑜伽的优势。使用器材可以帮助你达到更适合生理结构的身体姿势，从而避免产生疼痛感。

经过一两年规律练习后，你可能就会拥有自己的练习序列。这是很自然的事情，这也是一种标志，意味着你的内在指引能力变得更为强大了。此时，要顺其自然。如果觉得有些方式不可行了，那么下次就换另一种方式。阴瑜伽练习就是实验室，你在其中进行研究、探索，体验着美妙旅程。也许某天你就会创造出一种全新的体式。

应以 60 分钟的练习时长作为目标，如果能坚持更长时间，可以尝试进行 90 分钟的练习。我曾教授过一个阴瑜伽特别讲习班，这个班的学生练习时长可达 2~3 小时，他们完全体会到了阴瑜伽带来的愉悦！长时间的阴瑜伽练习会带领你进入一个全新的维度。

话虽如此，但你可能并没有时间进行长时间的练习，那么安排 30 分钟的练习就可以了。如果连 30 分钟也没有，那就练习 20 分钟。如果时间真的很紧，那就快速练习 10 分钟，选择 4~5 个体式，每个体式保持两分钟左右。但在短时间的练习中，不可以急于求成。无论如何分配时间，都要寻求顺其自然的状态，因为质量要重于数量。即使仅练习了 10 分钟，但只要练习质量高就可以转变一整天的状态。

调息和冥想的结合练习

将调息和冥想纳入阴瑜伽的练习中，可以使自己上升到一个新的高度。在第 4 章所讲的调息和冥想的内容中，我们提到了呼吸的基础知识。在本章中，我们会更深一步地将有意识的呼吸结合到日常的阴瑜伽练习中。

让我们来探索一下真正的阴瑜伽呼吸法。不同的教师对阴瑜伽呼吸练习有着不同的见解。有些教师认为不应当控制呼吸，而应该自然轻松地呼吸。这与冥想类似，是在不改变呼吸方式的情况下观察呼吸。而有些教师则坚持认为练习时应当配合更加有力的喉式呼吸法。因为膈肌深呼吸能够帮助打开身体，身体组织会随着呼气而拉长，所以注重呼气可以开发更多的空间，并能提高身体的灵活性。

我认为准确的呼吸方法不止一种，因为这取决于自身的感受和意愿。如果某天压力很大，情绪很糟糕，那么深且长的呼吸就会有所帮助。这不仅能减轻身体的紧张感，还可以放松思绪。但那些在生活中过于努力的人，也会在阴瑜伽练习中过分用力。这种奋进的心态促使其在本应获得阴性力量的时候，却获得了阳性力量。此类练习者将受益于更柔和轻松的呼吸方式，以达到顺其自然的状态。

就我个人的练习而言，我会根据自己的感受来调整呼吸。针对那些身体感到有阻力的体式，我会选择深呼吸。在练习的时候，我会从更深的呼吸开始，几分钟后就会转换到一种更放松的状态。针对那些身体感到很轻松舒适的练习体式，我就不会去全程控制呼吸。我的建议是要相信自己的感觉。如果内心呼喊着要深呼吸，那就深呼吸，如果没有，那就让呼吸自然地进行。同样，在练习时一旦发现思想在游走，应立刻采取深吸气，帮助自己拉回注意力。需要注意的是，阴瑜伽练习认为柔和的喉式呼吸法是调息法。

常规练习顺序是以体式练习开始，再过渡到调息练习，最后以冥想完成练习。每一阶段都是为下一阶段做准备。只有这样才会做好充分准备进入冥想练习。在思维特别活跃或者感到特别烦躁的时候，会很难直接进入冥想练习。在阴瑜伽体式练习之后进行调息法练习，能有足够的时间去调整思绪。

通常人们都以常规顺序进行练习，但是也可以探索并重排练习顺序。有时我会以冥想或调息来开始阴瑜伽练习，这样也能够带来很明显的效果。几轮调息练习后，可以为进一步的阴瑜伽练习做好准备。

之前已经提到过，应当尽情地去探索、寻找令自己最舒服的方式。我与大家分享了诸多调息法、冥想法和体式，现在让我们来探讨一下练习顺序。你只需在垫子上进行练习，并尝试不同的体式就能得到很多发现。你应将练习视为一种探索过程，问问自己："我今天这样做会发生什么？"并试着去做，观察会发生的事情。或许结果会令你大吃一惊，或者你会发现这对你没有效果。无论是哪种结果，你都会获得新的领悟，并获取新的智慧。这里没有对错，只有探索。

"你每天都在做的事情比你偶尔做的事情更为重要。"

——格蕾琴·鲁宾

结合阳瑜伽序列练习

尽管本书主要以阴瑜伽练习为主，但我想在书中加入下列阳瑜伽序列练习的内容作为补充。因为强健的阳瑜伽序列练习可以更好地平衡阴瑜伽。阳瑜伽促使血液流过全身并保持身体温暖，从而更好地为进入阴瑜伽练习做准备。练习阳瑜伽会使身体阻力变小，并且身体会自然地变得柔软。应该将阳瑜伽序列练习作为早上练习时的第一步骤，这能够产生很好的效果。我起床的时候感到身体僵硬紧张就会想："嗯，我该做一些阴瑜伽练习了？"当然不是这样。我喜欢在阳瑜伽练习之后练习阴瑜伽，或者忙碌的一天结束后，通过练习一些舒长缓慢且深入的阴瑜伽体式来放松自己。现在是不是听上去很具有"阴瑜伽意识"！

下面会学习 5 个阳瑜伽的序列：半拜日系列、山式系列、拜日式 A、拜日式 B 和战士流瑜伽。每一个序列都可以单独练习，也可以衔接其他序列进行练习。这 5 个阳瑜伽序列练习是按照练习强度排列的，半拜日系列的强度最小，战士流瑜伽强度最大。如前所述，可以单独练习，也可以组合练习。如果有时间的话，可以练习 3~4 个体式。如果时间不够，选择 1~2 个即可。但需要注意的是，应先从强度较小的序列开始，慢慢过渡到强度较大的序列。永远不要先从战士流瑜伽开始，然后再做拜日式 A。相反，应先从拜日式 A 开始，再转换到战士流瑜伽。当完成了阳瑜伽序列练习后，你就可以练习你喜欢的阴瑜伽序列了。本章后面将对此作一个概述。

请牢记阳瑜伽序列练习在整个练习中并非是强制进行的。虽然并不是必须去练习阳瑜伽，但练习阳瑜伽可以为阴瑜伽练习起到很好的辅助作用，会让你以振奋的状态进入阴瑜伽练习。下面是 5 个阳瑜伽序列说明。

半拜日系列（半拜日式）

　　半拜日式是阳瑜伽序列中练习时间最短的体式。尽管很简单，但它可以有效地放松身体的前后部，特别是腿后肌和下背部，它还可以温和地促进呼吸并增强血液循环。尽管半拜日式被列为阳瑜伽序列，但它具有阴瑜伽的特性，应将其视作为动态的趾蹲式和冥想练习。可以按照此序列练习 5 次或 5 次以上。这是我早上最喜欢做的第一个序列练习。

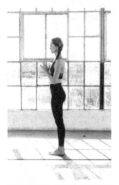 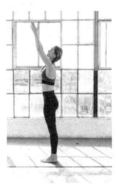 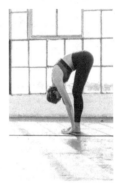 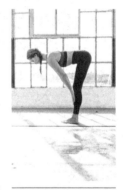

1. 以山式站姿开始，双手合十呈祈祷状。用鼻子进行几次深呼吸，采用喉式呼吸法。

2. 吸气时缓慢抬起手臂，双手在头顶合十。

3. 呼气时身体缓慢下压，进入站立前屈式。

4. 吸气时向上挺直脊柱，进入半站立前屈式。可以用手指撑地，也可将双手放在小腿上。

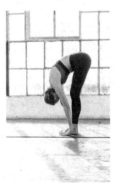 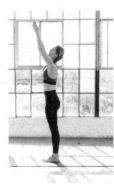 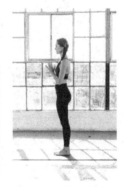

5. 呼气时缓慢回到站立前屈式。

6. 吸气时身体站立挺直，双手在头顶合十。

7. 呼气时缓慢回到山式站姿，双手在胸前合十。

8. 可多次重复此套动作。

山式系列（山式）

山式系列拥有几百年的历史。我是从教师施瑞瓦察·拉玛斯瓦米那里第一次学到了山式，他是从他的教师克瑞斯那玛查雅那里学到的。这套具有神奇效果的阳瑜伽系列通过前弯、背弯、侧弯、扭转等一系列动作激活了身体所有的主要肌群。通常情况下，每个动作都重复3遍，每次都会使身体以更深的方式打开。每个动作都以山式站姿开始和结束。练习时要保持舒缓、平稳，并要流畅地进行，就像是以打太极拳的方式练习瑜伽。

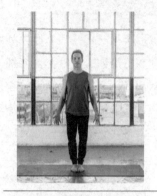

1. 以山式站姿开始，双脚并拢，双臂在身体两侧放松。双脚均匀地紧贴于地面，找到平衡后闭上双眼。用鼻子进行几次深呼吸，采用喉式呼吸法。

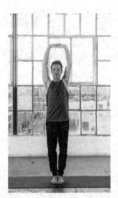

2a. 吸气时缓慢地将双臂举过头顶，十指交叉，手掌朝上。

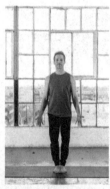

2b. 呼气时缓慢地将手臂以向后方向放回身体两侧，回到山式站姿。重复这个动作至少两次。

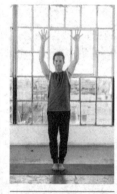

3a. 吸气时伸直双臂，慢慢举过头顶，手掌朝向前方。

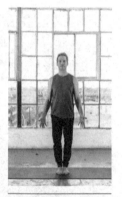

3b. 呼气时缓慢地将手臂以向后方向放回身体两侧，回到山式站姿。重复这个动作至少两次。想象自己正在为一项体育赛事振臂高呼。

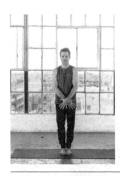 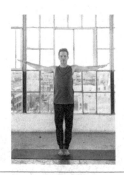 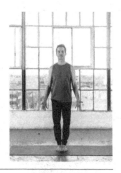

4a. 以双臂在腹部位置交叉的姿势开始。

4b. 吸气时将双臂拉开彼此远离，缓慢抬升，与肩部同高。在动作结束时轻柔地按摩肩胛骨。

4c. 呼气时将手臂向后举过头顶，在头顶交叉手臂。重复这个动作至少两次，交换手臂交叉位置。在第3轮练习完成时，回到山式站姿，两臂置于身体两侧。

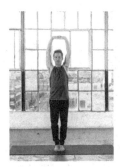 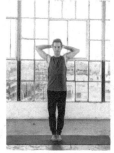 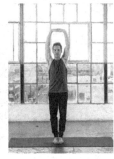 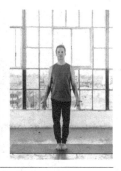

5a. 吸气时将双臂缓慢举过头顶，十指交叉，手掌朝上。

5b. 呼气时保持十指交叉，双手置于脑后，肘部向外打开。

5c. 吸气时保持十指交叉，双臂向上伸直。

5d. 呼气时缓慢将双臂放回身体两侧，回到山式站姿。重复这个动作至少两次。

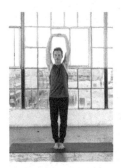 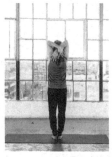 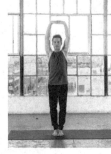 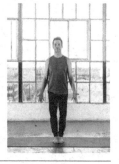

6a. 吸气时将双臂缓慢举过头顶，十指交叉，手掌朝上。

6b. 呼气时将双手放置于相对侧的肩胛骨处，肘部朝上。

6c. 吸气时十指交叉，双臂向上拉伸。

6d. 呼气时缓慢地将双臂放回身体两侧，回到山式站姿。重复这个动作至少两次，交换手臂交叉位置。

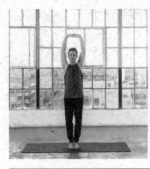 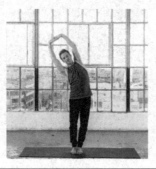 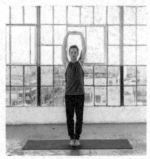

7a. 吸气时双臂缓慢地举过头顶，十指交叉，手掌朝上。

7b. 呼气时身体向右侧弯曲。

7c. 吸气时身体回到中间。

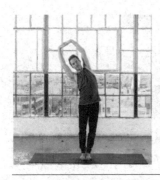 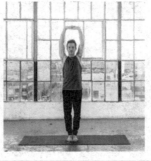 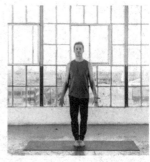

7d. 呼气时身体向左侧弯曲（此处用向右侧弯曲的图做动作说明）。

7e. 吸气时身体回到中间。

7f. 呼气时缓慢地将双臂放下，恢复到山式站姿。重复这个动作至少两次。在第3轮练习时，每次侧弯都停留3~4次呼吸的时间，加强身体的拉伸。

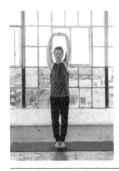 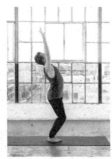 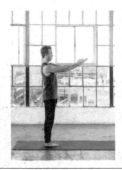 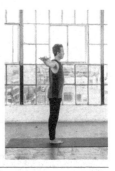

8a. 吸气时双臂缓慢地举过头顶，十指交叉，手掌朝上。

8b. 呼气时双手分开与肩同宽，弯曲膝关节，弯曲背部。

8c. 保持呼气，伸直双腿，双臂转向前方，手掌朝上。

8d. 吸气时双臂在身体两侧伸展。

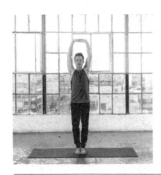 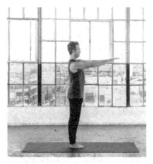 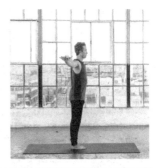

8e. 双臂举过头顶，十指交叉，手掌朝上。

8f. 呼气时手臂下移至与肩部平行，手掌朝下。

8g. 将双臂在身体两侧打开。

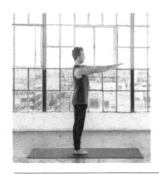 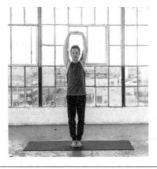 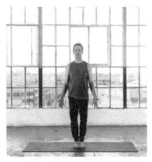

8h. 吸气时双臂移回到身体前方。

8i. 双臂举过头顶，十指交叉，手掌朝上。

8j. 呼气时缓慢地将双臂放回身体两侧，恢复到山式站姿。至少重复两次此动作。

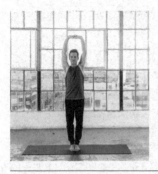 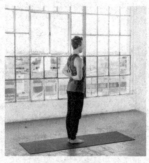 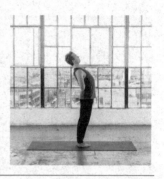

9a. 吸气时双臂缓慢地举过头顶，十指交叉，手掌朝上。

9b. 呼气时双手移向身后做反祈祷式，手掌在身后合十，手指朝上。

9c. 如果需要对此体式做出调整，可以双手握拳并在体后互抵。吸气时后仰，眼睛微微向上看。

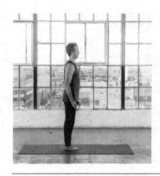 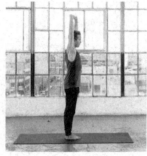 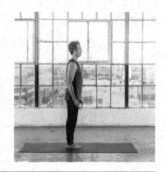

9d. 呼气时面部回正，正视前方，解开双手，放于身体两侧。

9e. 吸气时双臂缓慢地举过头顶，十指交叉，手掌朝上。

9f. 呼气时缓慢地将双臂放回身体两侧，恢复到山式站姿。至少重复两次此动作。在第 3 轮练习时，在反祈祷式的后仰动作处停留 3~4 次呼吸的时间。

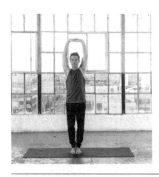 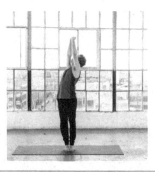 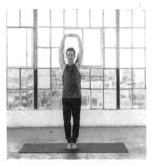

10a. 吸气时缓慢地将双臂举过头顶，十指交叉，手掌朝上。

10b. 呼气时将身体向右侧扭转，微微拱起后背，眼睛向上看。

10c. 吸气时面部转向前方。

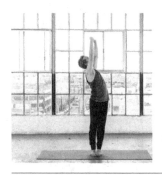 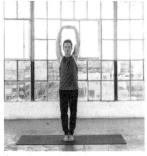 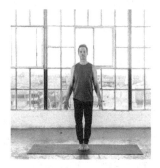

10d. 呼气时将身体向左侧扭转，微微拱起后背，眼睛向上看。

10e. 吸气时面部转向前方。

10f. 呼气时缓慢地将双臂放回身体两侧，恢复到山式站姿。至少重复两次此动作。在第3轮练习时，在身体做扭转，后背微微拱起的动作处，停留3~4次呼吸的时间。

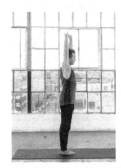 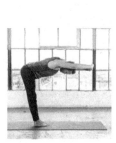 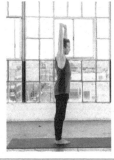 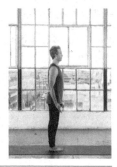

11a. 吸气时缓慢地将双臂举过头顶，十指交叉，手掌朝上。

11b. 呼气时保持手指交叉。手掌向前推的同时，臀部向后压。

11c. 吸气时将双臂举过头顶。

11d. 呼气时缓慢地将双臂放回身体两侧，恢复到山式站姿。至少重复两次此动作。在第3轮练习时，保持半前弯的体式，停留3~4次呼吸的时间。

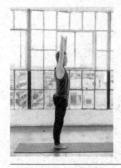 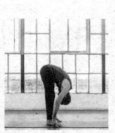 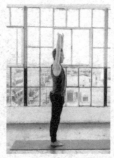 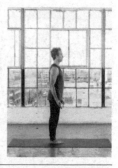

12a. 吸气时缓慢地将双臂举过头顶，十指交叉，手掌朝上。

12b. 呼气时双手分开与肩部同宽，身体向前下压，进入站立前屈式。

12c. 吸气时保持前弯体式，十指交叉，缓慢抬起身体，手臂举过头顶。

12d. 呼气时缓慢地将双臂放回身体两侧，恢复到山式站姿。至少重复两次此动作。在第3轮练习时，保持前屈的体式，停留3~4次呼吸的时间。

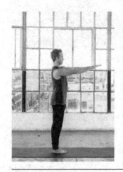 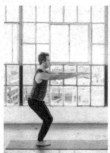 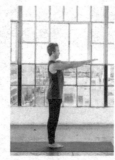 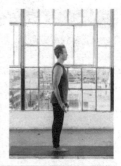

13a. 吸气时向前抬起手臂，双手与肩部保持水平，手掌朝下。

13b. 呼气时弯曲膝关节，放低身体，做半蹲动作。

13c. 吸气时伸直双腿，恢复站立动作。

13d. 呼气时缓慢地将双臂放回身体两侧，恢复到山式站姿。至少重复两次此动作。在第3轮练习时，保持半蹲的动作，停留3~4次呼吸的时间。

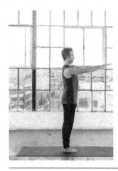 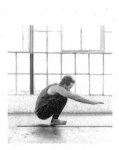 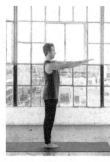 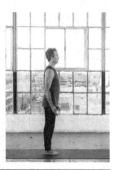

14a. 吸气时向前抬起手臂，双手与肩部保持水平，手掌朝下。

14b. 呼气时弯曲膝关节，放低身体，做下蹲动作。

14c. 吸气时伸直双腿，恢复站立动作。

14d. 呼气时缓慢地将双臂放回身体两侧，恢复到山式站姿。至少重复两次此动作。在第3轮练习时，保持下蹲动作，停留3~4次呼吸的时间。

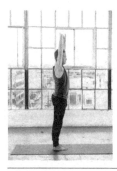 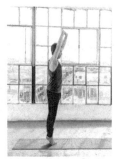 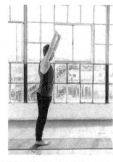 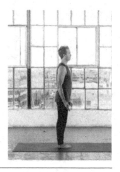

15a. 吸气时缓慢地将双臂举过头顶，十指交叉，手掌朝上。

15b. 呼气时抬起脚后跟，用脚趾尖保持身体平衡。

15c. 吸气时脚后跟落地。

15d. 呼气时缓慢地将双臂放回身体两侧，恢复到山式站姿。至少重复两次此动作。在第3轮练习时，用脚趾尖保持平衡时，停留3~4次呼吸的时间。

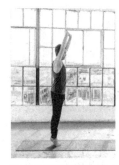 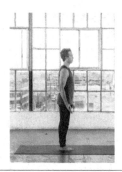

16a. 吸气时缓慢地将双臂举过头顶，十指交叉，同时用脚趾尖保持平衡。

16b. 呼气时慢慢放下双臂和脚后跟。至少重复两次此动作。在第3轮练习时，用脚趾尖保持平衡，停留3~4次呼吸的时间。

拜日系列（拜日式）

　　接下来的两个拜日式练习都能很好地使身体变温暖，并增加身体中的阳气。拜日系列（拜日式）比山式系列（山式）更有活力，这组序列的体式练习经常用在动态瑜伽或活力瑜伽练习中，这些体式会强化和拉伸身体的主要肌群。当练习这些体式时，会加快心率，增加体内血液循环，有强健心肺功能的作用。为了避免受伤，建议遵从专业指导，以正确的顺序练习。拜日式的练习要循序渐进。

拜日式 A

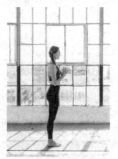 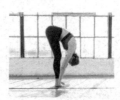 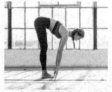

1. 以山式站姿开始，双手合十呈祈祷状。用鼻子进行几次深呼吸，采用喉式呼吸法。

2. 吸气时将双臂缓慢举过头顶，双手合十。

3. 呼气时身体向下压，进入站立前屈式。

4. 吸气时向上挺直脊柱，进入半站立前屈式。可以用手指触地，也可将双手放在小腿上。

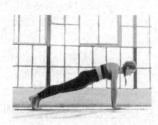 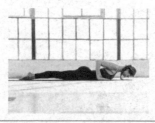 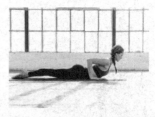

5a. 呼气时双脚后退，下压身体进入斜板式。

5b. 在呼气的同时，缓缓地下沉身体，活动上半身的肌肉。

6. 吸气时抬升胸部，转动肩部进入眼镜蛇式。

在第一轮练习中，进入每一组预备体式时都进行几次深呼吸。一旦进入预备体式后，可按此顺序完成动作，循环 2~4 次。在循环中，每一个动作配合一次呼吸。

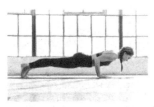

7. 呼气时身体向下发力将臀部抬起来，进入下犬式（第162页）。

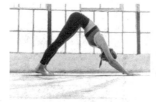

8. 吸气时臀部还原至下犬式。

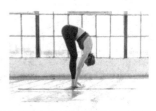

9. 呼气时双脚向前，进入站立前屈式。

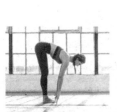

10. 吸气时向上挺直脊柱，进入半站立前屈式。

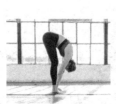

11. 呼气时放松身体进入站立前屈式。

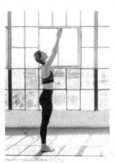

12. 吸气时缓慢地起身恢复直立，双臂举过头顶进入上举式。

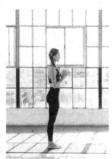

13. 呼气时回到山式站姿，双手在胸前合十。重复动作 1~13 式至少 2~4 次，将呼吸与动作结合起来。

拜日式 B

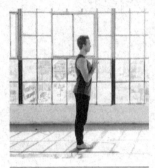
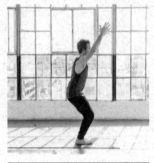
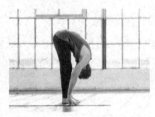

1. 以山式站姿开始，双手在胸前合十。用鼻子做几次深呼吸，采用喉式呼吸法。

2. 吸气时弯曲膝关节，向后蹲，双臂举过头顶，进入椅子式。

3. 呼气时进入站立前屈式。

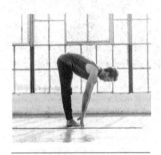
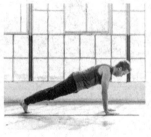
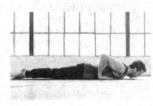

4. 吸气时向上挺直脊柱，进入半站立前屈式。可用手指触地或者将双手放着小腿上。

5a. 呼气时双脚后退，下压身体进入斜板式。

5b. 在呼气的同时，缓缓地下沉身体，活动上半身的肌肉。

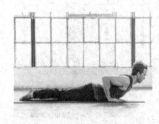
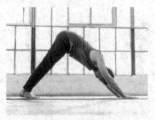
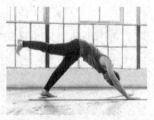

6. 吸气时抬升胸部，转动肩部进入眼镜蛇式。

7. 呼气时向上抬起臀部，进入下犬式。

8. 吸气时抬起右腿与地面平行，进入三点支撑的下犬式。

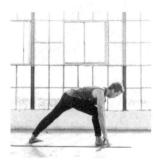

9. 呼气时将右脚向前跨，放置于两手之间，左脚扭转放平。

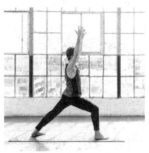

10. 吸气时缓慢地起身，抬起双臂，进入战士一式。

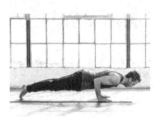

11. 呼气时双手放回地面，撤回右脚，缓慢下沉身体，贴近地面。

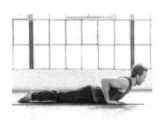

12. 吸气时抬起胸部，转动肩部进入眼镜蛇式。

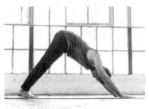

13. 呼气时向上抬起臀部，进入下犬式。

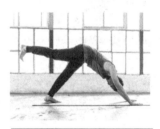

14. 吸气时抬起左腿（此处用抬起右腿的图做动作说明）与地面平行，进入三点支撑的下犬式。

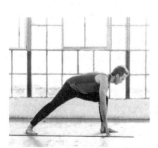

15. 呼气时将左脚跨向前，放置于两手之间，右脚扭转放平。

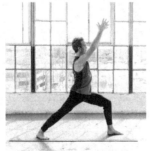

16. 吸气时缓慢地起身，抬起双臂，进入战士一式。

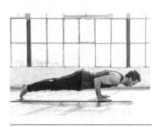

17. 呼气时双手放回地面，撤回左脚，缓慢下沉身体，贴近地面。

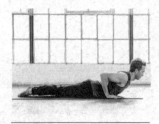

18. 吸气时抬起胸部，转动肩部进入眼镜蛇式。

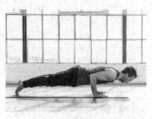

19. 呼气时进入下犬式（第118页），身体贴近地面做俯卧撑姿势。

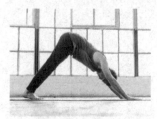

20. 吸气时向上抬起臀部，进入下犬式。

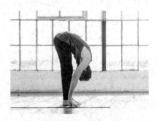

21. 呼气时双脚向前，进入站立前屈式。

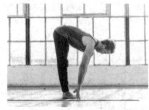

22. 吸气时向上挺直脊柱，进入半站立前屈式。

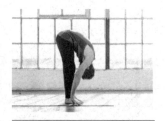

23. 呼气时放松身体进入站立前屈式。

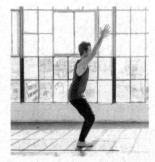

24. 吸气时弯曲膝关节，向后蹲，将双臂举过头顶，进入椅子式。

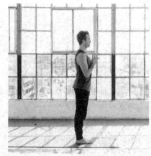

25. 呼气时将身体挺直，回到山式站姿，双手在胸前合十。重复动作 1~25 式 2~4 次。

战士流瑜伽

战士流瑜伽练习充满了乐趣，是拜日式 A 和拜日式 B 的延续练习。当感到需要释放额外的压力时，可以在练习拜日式 A 和拜日式 B 之后，直接进入战士流瑜伽。可将前两个练习中的第一轮练习作为预备，专注于调整姿势，随后着重于调整节奏，找到体式的流动性。此序列旨在发挥战士流瑜伽的力量和爆发力。尽情享受吧！

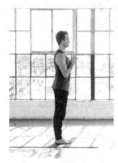 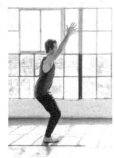 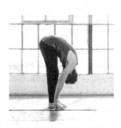 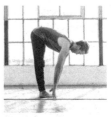

1. 在拜日式 B 结束后，重新以山式站姿开始，双手在胸前合十。

2. 吸气时弯曲膝关节，向后蹲，将双臂举过头顶，进入椅子式。

3. 呼气时身体向下压，进入站立前屈式。

4. 吸气时向上挺直脊柱，进入半站立前屈式。

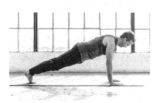 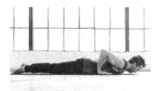 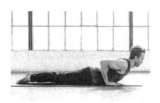

5a. 呼气时双脚后退，下压身体进入斜板式。

5b. 同样，在呼气时利用上半身的肌肉，缓慢将身体贴向地面。

6. 吸气时抬起胸部，转动肩部进入眼镜蛇式。

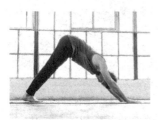 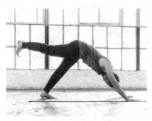 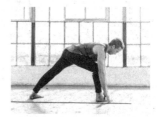

7. 呼气时下压身体做俯卧撑姿势，随后抬起臀部进入下犬式。

8. 吸气时抬起右腿与地面平行，进入三点支撑的下犬式。

9. 呼气时将右脚向前迈出，置于两手之间，左脚扭转放平。

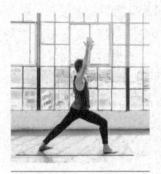 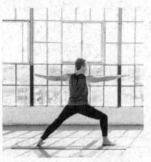 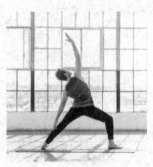

10. 吸气时缓慢起身，挺直身体，抬起双臂，进入战士一式。

11. 呼气时向左侧打开胸部，伸展手臂，进入战士二式。

12. 吸气时将右手手掌扭转朝上，身体背弯，将左手放在左腿上，进入反战士式。

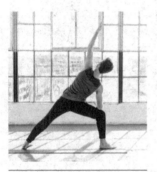 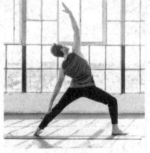 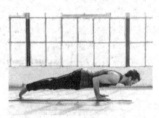

13. 呼气时以战士二式向后移动，将右前臂放松地放在右腿大腿上，并将位于上方的手臂向上拉伸，进入侧伸姿势的变式姿势。

14. 吸气时回到反战士式。

15. 呼气时双手着地，右脚向后迈，缓慢将身体贴近地面。

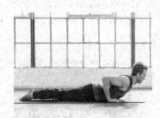 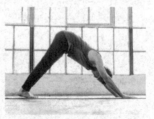 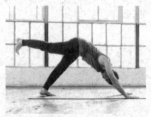

16. 吸气时抬起胸部，转动肩部进入眼镜蛇式。

17. 呼气时下压身体进入斜板式，随后抬起臀部进入下犬式。

18. 吸气时抬起左腿（此处用抬起右腿的图做动作说明），与地面平行，进入三点支撑的下犬式。

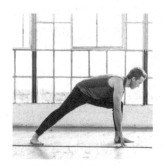

19. 呼气时将左脚向前迈出，置于两手之间，右脚扭转放平。

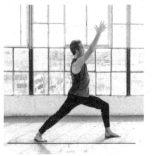

20. 吸气时缓慢起身，挺直身体，抬起双臂，进入战士一式。

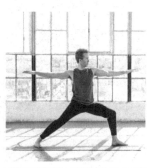

21. 呼气时向右侧打开胸部，伸展手臂，进入战士二式。

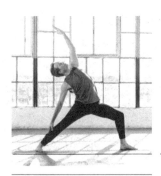

22. 吸气时将左手手掌扭转朝上，身体背弯，将右手放在右腿上，进入反战士式。

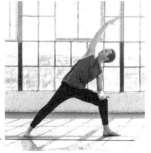

23. 呼气时结束战士二式，将左前臂放松地放在左腿大腿上，并将位于上方的手臂向上拉伸，调整侧伸姿势。

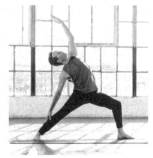

24. 吸气时回到反战士式。

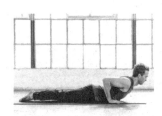

25. 呼气时双手着地，左脚向后迈，缓慢将身体贴近地面。

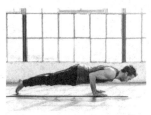

26. 吸气时抬起胸部，转动肩部进入眼镜蛇式。

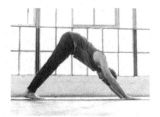

27. 呼气时下压身体进入斜板式，随后抬起臀部进入下犬式。重复动作 7~27 式 2~4 次。

阴瑜伽练习之旅

现在，所有的知识都汇聚在了一起！是否感到激动呢？如果你已跟随着本书进入了这一阶段，那么你一定很兴奋。至少我是很激动的，我迫不及待地想看到你由阴瑜伽"菜鸟"变成阴瑜伽"达人"了。

下面我会分享 9 种有效的主题练习。我们已在第 3 章中探讨过的体式，现在将充分地利用它们。我希望这一部分内容能带给你更大的价值和多样性，以便你体会到阴瑜伽练习的伟大之处。每个序列都是为探究身体各部位而精心创建出来的。你可以根据自己的需要，以 1.5~5 分钟的保持时间进行练习，通常情况下练习得越久，可以保持的时间越接近 5 分钟。但需要记住，更具阳性特点的反向练习时间通常保持在 5 次呼吸左右。而诸如抬腿抵墙式、辅助桥式和挺尸式等体式，保持时间则可轻松地超过 5 分钟。

我建议从序列 1 开始练习，以循序渐进的方式练习到序列 10。享受练习的过程，不要心急，因为这是阴瑜伽的特性。等到完成全套练习后，就可以像点菜一样按照当天的需要选择序列了。准备好练习的场地，拿起这本书，铺好垫子，开始深入探索自己的阴瑜伽世界吧！

阴瑜伽序列 1: 简短而愉快的练习

　　这个序列适合初学者或者没有足够时间练习的人群，它能对脊柱、臀部和大腿内侧进行简短而有效的拉伸。

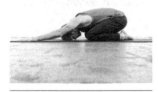

1. 婴儿式（第 58 页）。

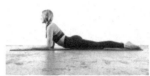

2. 狮身人面式（第 83 页）。

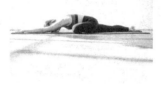

3. 睡天鹅式（第 79 页），两侧拉伸。

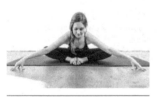

4. 蝴蝶式（第 49 页）。

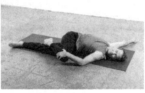

5. 卧扭转式（第 104 页），两侧拉伸。

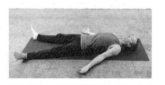

6. 挺尸式（第 108 页）。

阴瑜伽序列 2：终极体式

我个人偏爱此序列，它可以均匀地拉伸臀部和脊柱，并维持膝关节的健康状态。

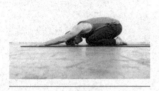

1. 婴儿式（第58页）。

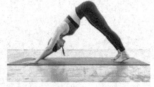

2. 下犬式（第118页）。

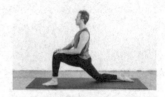

3. 龙式，单侧拉伸（第84页）。

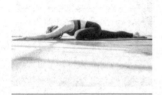

4. 睡天鹅式（第79页），单侧拉伸。

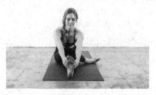

5. 半鞋带式（第81页），单侧拉伸；或半蝴蝶式（第50页），单侧拉伸。

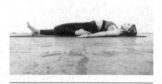

6. 卧半英雄式（第73页），单侧拉伸。

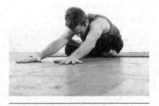

7. 单盘前屈伸展式（第82页），单侧拉伸。

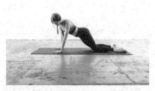

8. 绕臀式（第124页），双向旋转。

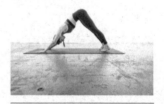

9. 下犬式（第118页）。

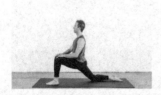

10. 龙式（第84页），另一侧拉伸。

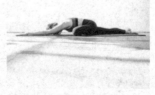

11. 睡天鹅式（第79页），另一侧拉伸。

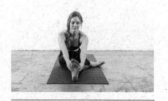

12. 半鞋带式（第81页），另一侧拉伸；或半蝴蝶式（第50页），另一侧拉伸。

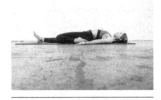

13. 卧半英雄式（第73页），另一侧拉伸。

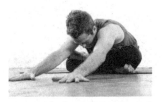

14. 单盘前屈伸展式（第82页），另一侧拉伸。

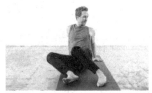

15. 雨刷式（第126页）。

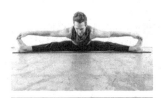

16. 蜻蜓式（第52页）。

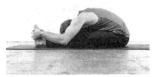

17. 毛毛虫式（第48页）。

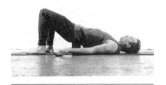

18. 辅助桥式（第99页）。

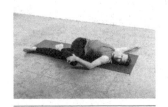

19. 卧扭转式（第104页），两侧拉伸。

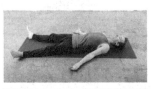

20. 挺尸式（第108页）。

阴瑜伽序列 3：灵活的脊柱

此序列能够强化脊柱，保持脊柱的健康状态，有助于锻炼大脑。其中体式包括前弯、背弯、侧弯、扭转和倒立。

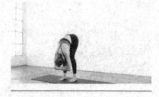

1. 悬挂式（第64页）。

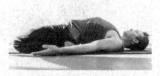

2. 马鞍式（第71页）。

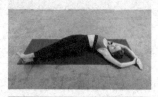

3. 香蕉式（第100页），两侧拉伸。

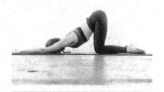

4. 融心式（第59页）。

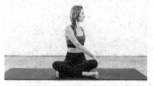

5. 简易扭转坐式（第76页），两侧拉伸。

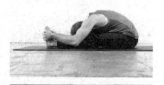

6. 毛毛虫式（第48页）。

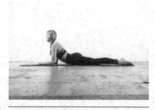

7. 狮身人面式（第83页）或海豹式（第90页）。

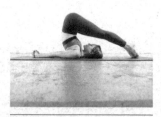

8. 蜗牛式（第102页）。

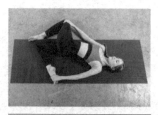

9. 猫拉尾式（第106页），两侧拉伸。

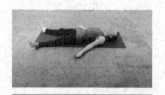

10. 挺尸式（第108页）。

阴瑜伽序列 4: 健康的髋部

这个序列以不同的姿势对髋部进行了拉伸，以保持我们身体最大的关节的健康状态。

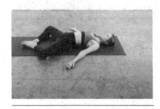

1.卧蝴蝶式（第92页）或卧帐篷式（第93页）。

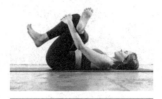

2.卧鸽式（第96页），单侧拉伸。

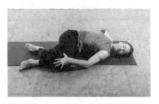

3.卧扭转式（第104页），单侧拉伸。

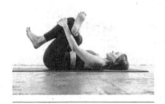

4.卧鸽式（第96页），另一侧拉伸。

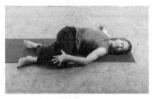

5.卧扭转式（第104页），另一侧拉伸。

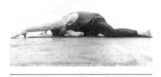

6.鹿式（第78页），单侧拉伸。

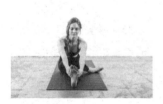

7.半鞋带式（第81页），单侧拉伸；或半蝴蝶式（第50页），单侧拉伸。

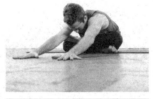

8.单盘前屈伸展式（第82页），单侧拉伸；或简易坐式（第74页），单侧拉伸。

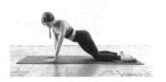

9.绕臀式（第124页），单向旋转。

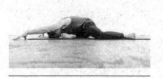

10. 鹿式（第78页），两侧拉伸。

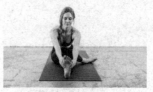

11. 半鞋带式（第81页），两侧拉伸；或半蝴蝶式（第50页），两侧拉伸。

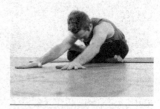

12. 单盘前屈伸展式（第82页），两侧拉伸；或简易坐式（第74页），两侧拉伸。

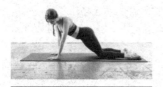

13. 绕臀式（第124页），单向旋转。

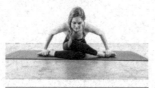

14. 鞋带式（第80页），两侧拉伸。

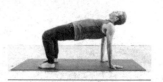

15. 向上桌子式（第119页），向上运动5次。

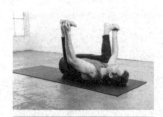

16. 马镫式（第98页）。

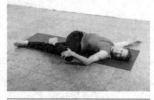

17. 卧扭转式（第104页），两侧拉伸。

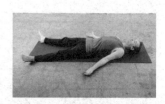

18. 挺尸式（第108页）。

阴瑜伽序列 5：良好的睡眠

这个序列以柔和的方式有效帮助我们打开身体。完成整套阴瑜伽体式有助于放松身体，以便帮助我们进入深度睡眠。

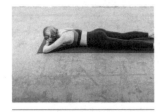

1. 腹部休息式（第88页）。

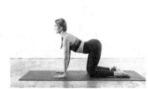 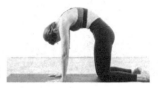

2. 猫牛式（第120页）练习10次。

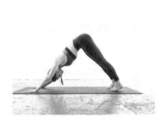 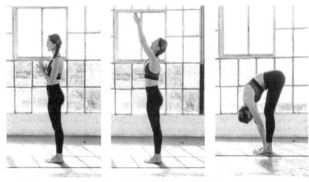

3. 下犬式（第118页）。

4. 半拜日式（第171页）练习5次。

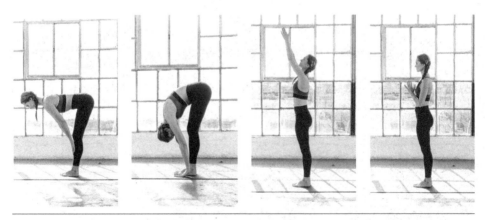

4. 半拜日式（第171页）练习5次。

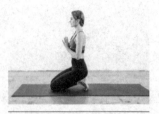 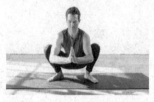 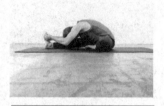

5. 趾蹲式（第 68 页）。　　　**6.** 深蹲式（第 66 页）。　　　**7.** 半蝴蝶式（第 50 页），单侧拉伸。

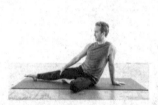 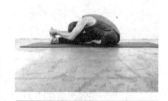

8. 半蝴蝶背弯式（第 122 页）练习 5 次，单侧拉伸。

9. 半蝴蝶式（第 50 页），另一侧拉伸（此处用已拉伸侧的图做动作说明）。

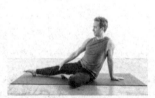 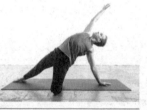

10. 半蝴蝶背弯式（第 122 页）练习 5 次，另一侧拉伸（此处用已拉伸侧的图做动作说明）。

11. 卧扭转式（第 104 页），单侧拉伸。

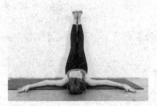 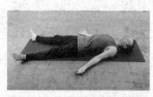

12. 抬腿抵墙式（第 107 页）。　　　**13.** 挺尸式（第 108 页）。

阴瑜伽序列 6：劈叉

这个序列是各类劈叉体式的准备动作。

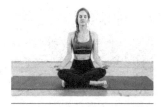

1. 简易坐式（第 74 页）（如有需要可坐在瑜伽砖上）。

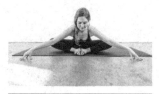

2. 蝴蝶式（第 49 页）。

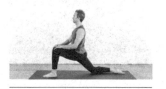

3. 龙式（第 84 页）、低龙式或倾斜低龙式（第 85 页），两侧拉伸。

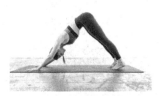

4. 下犬式（第 118 页）。

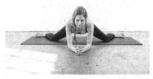

5. 蛙式（第 54 页）。

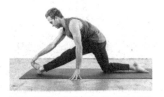

6. 半劈叉式（第 86 页）或全劈叉式（第 87 页），两侧拉伸。

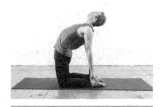

7. 骆驼式（第 60 页）。

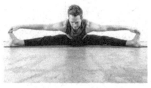

8. 蜻蜓式（第 52 页）。

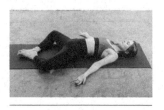

9. 卧蝴蝶式（第 92 页）。

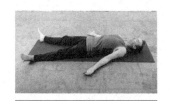

10. 挺尸式（第 108 页）。

阴瑜伽序列 7：适合运动员的阴瑜伽

这个序列适合运动员进一步放松和修复全身。

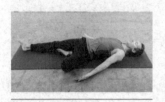

1. 卧树式（第 94 页），两侧拉伸。

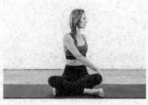

2. 简易扭转坐式（第 76 页），两侧拉伸。

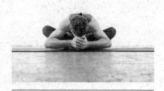

3. 钻石坐式（第 77 页）。

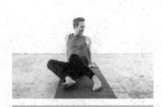

4. 雨刷式（第 126 页）。

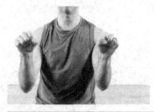

5. 手腕拉伸序列（第 114 页）。

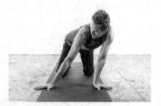

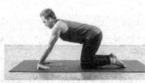

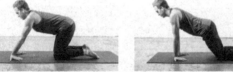

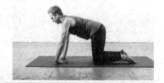

5. 手腕拉伸序列（第 114 页）。

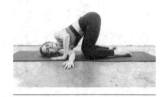

6. 穿针引线式（第62页），两侧拉伸。

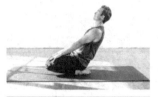

7. 脚踝伸展式（第70页）。

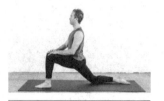

8. 龙式（第84页）或倾斜低龙式（第85页），两侧拉伸。

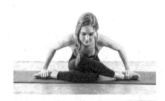

9. 鞋带式（第80页），两侧拉伸。

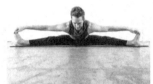

10. 蜻蜓式（第52页）。

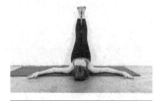

11. 抬腿抵墙式（第107页）。

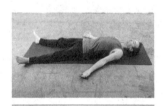

12. 挺尸式（第108页）。

阴瑜伽序列 8：振奋精神的阴瑜伽

　　这个序列能够缓解人们在漫长一天中的紧张感，减轻身体压力，以自然的方式增加人们的幸福感。

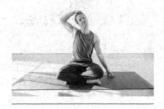

1. 简易坐式（第74页），做侧颈部伸展动作（第110页），两侧拉伸。

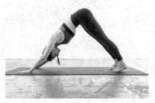

2. 下犬式（第118页）。

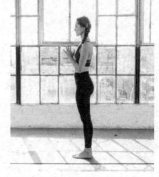

3. 半拜日式（第171页）练习5次。

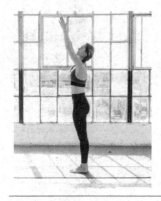

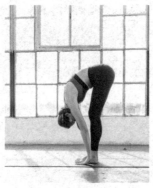

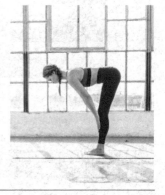

3. 半拜日式（第171页）练习5次。

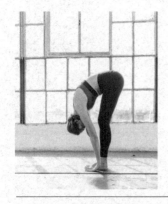

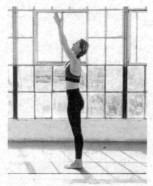

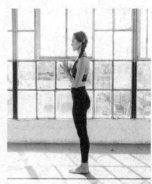

3. 半拜日式（第171页）练习5次。

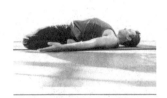 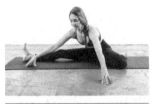 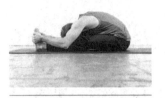

4. 马鞍式（第71页）或英雄式（第72页）。

5. 半蛙式（第56页），两侧拉伸。

6. 毛毛虫式（第48页）。

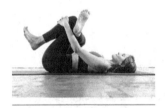 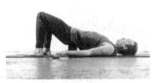 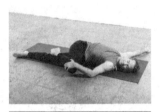

7. 卧鸽式（第96页），两侧拉伸。

8. 辅助桥式（第99页）。

9. 卧扭转式（第104页），两侧拉伸。

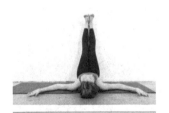

10. 抬腿抵墙式（第107页）。

阴瑜伽序列 9：上半身练习

阴瑜伽练习充分锻炼到了臀部和脊柱。而这个序列则主要锻炼到了整个上半身，包括颈部、胸腔、肩部和手腕。

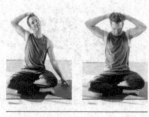 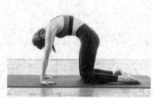 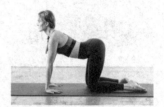

1. 简易坐式（第 74 页），做侧颈部伸展动作（第 110 页）和前颈部伸展动作（第 109 页）。

2. 猫牛式（第 120 页）练习 10 次。

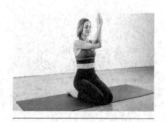 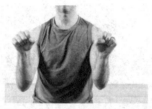

3. 英雄式（以瑜伽砖作支撑）（第 72 页和第 137 页），鹰式手臂动作（第 116 页），两侧拉伸。

4. 手腕拉伸序列（第 114 页）。

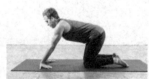 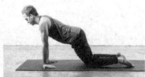 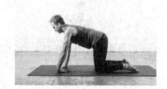

4. 手腕拉伸序列（第 114 页）。

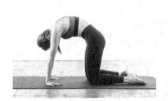 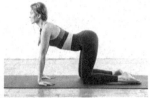 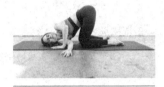

5. 反手猫牛式（第 120 页）练习 10 次。

6. 穿针引线式（第 62 页），两侧拉伸。

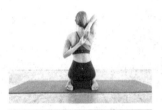 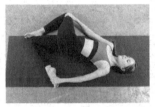 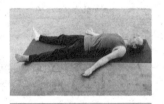

7. 英雄式（以瑜伽砖作支撑）（第72 页和第 137 页），牛面式手臂动作（第 112 页），两侧拉伸。

8. 猫拉尾式（第 106 页），两侧拉伸。

9. 挺尸式（第 108 页）。

个人旅程

达纳·拜尔利

达纳是一名作家,并在洛杉矶教授冥想和瑜伽课程。作为一名癌症幸存者,达纳热衷于研究身心结合,她的目标是帮助人们以开放的心态拥抱生活。

特拉维斯:能和我们分享一下你的故事吗?

达纳·拜尔利:我以前住在纽约,就职于一家大公司。有时会工作长达 17 小时,还需要应酬喝酒,而且饮食不规律,睡眠也不好。那时我认为获得成功就必须以消耗自己的身体为代价。移居到旧金山后,我突然发现身上有一个肿块,随后被确诊为癌症。当时我选择了肿瘤切除手术,并试着改变饮食习惯和生活方式。后来我搬到了洛杉矶,参加了你们的瑜伽课程。你当时在谈论瑜伽教练员培训,我意识到那应该挺不错的,我需要以这样的方式维持健康,并且应该长期坚持。在那次秋季训练后,因为肿瘤复发,我又回到了医院。但这次我做出了其他选择。在进行化疗和手术的同时,我还进行着瑜伽和冥想练习。这帮我缓解了身体的不适感,同样还帮我克服了恐惧。

特拉维斯:你第一次练习阴瑜伽是什么时候,那时感觉如何呢?

达纳·拜尔利:第一次练习阴瑜伽是在教练培训课堂上,非常具有对抗性和激烈感。我的身体并不是那么灵活,所以有些部位总是不能坚持很久,总想逃避。我看到动作保持 30 秒与保持 4~5 分钟之间的区别,这给我带来了挑战性。有时练习非常困难,但我会利用呼吸帮助身体进行更深层的拉伸。当我在思想和肉体上真正不再抗拒阴瑜伽的时候,我的身体已开始在体式中得到了放松。

特拉维斯:你认为练习是如何为治疗阶段带来支持的?

达纳·拜尔利:我尽可能地站在局外,不去多想,只是去观察到底会发生什么。阴瑜伽让我了解到最强大的力量之一就是耐心。所以,我是否应该耐心地让我的治疗顺其自然呢? 这种力量真的很强大。特别是在治疗的时期,我所能做的只有练习阴瑜伽。这些练习改善了我的身体状态,让我的身体变得更加柔软。

特拉维斯:你最喜欢的阴瑜伽体式是什么?

达纳·拜尔利:鞋带式。

特拉维斯：你最不喜欢的阴瑜伽体式是什么？

　　达纳·拜尔利：蜻蜓式。

特拉维斯：现在的你与以前在大企业上班的你相比，你认为最大的转变是什么？

　　达纳·拜尔利：我的思想发生了变化，我认识到不是所有的运动和进程都仅仅来自我们能看到和控制的事物，这是一种在运转的大自然智慧，我们身体内在的修复系统在运作。而且，我让自己顺其自然、随遇而安，而不再以迫使和强求的方式生活。这种顺其自然的生活方式让我变得不同。我曾经认为这样的生活方式可能会太过被动或不负责任，但事实上这与其他事物是不冲突的。我不知道你将它称为什么，或许就是自然的奇迹吧。我已经完全放松了那只踩着油门的脚！

第 6 章

启发和最终思考

"当你感觉孤独或在黑暗中时,我希望我可
以为你指路,但那闪耀的光芒是你自己。"

——哈菲兹

我们已经进入旅程尾声。当回顾我们所学的知识时，你会发现它们已是美妙的阴瑜伽世界中的一部分了。现在你已清楚了解到阴瑜伽的作用是非常多的。阴瑜伽是最早的身体瑜伽之一，不论你是热衷于阴瑜伽还是热衷于科学理论，或是同时为两者而着迷，不可否认的事实是，阴瑜伽练习是十分值得赞颂的。当然，也是因为人类的生命是了不起的，而阴瑜伽是让人类健康生活的一种方式。

在生活中，我们面临着各种各样的得与失、健康与病痛、幸福与挑战，生活并不总是那么容易。有时生活很简单，似乎一切事情都会如愿。而有些时候情况就不同了。我们艰难地去处理着我们面对的挑战，例如人际关系、健康情况、工作和经济状况等。

写这本书也给我留下了深刻教训。那时写作已进行了一半，某个星期天的早上，我打开笔记本电脑开始工作。我打开文件，几秒后载入文件，我吃惊地发现几乎有100页的内容都不见了。我整整忙碌了一个月所写的东西基本上在一瞬间就不见了。那个月我为写作付出努力的记忆像洪水一样涌现在我的脑海里。我牺牲了陪伴家人的时间，牺牲了练习瑜伽的时间，甚至放下了其他工作，全是为了写这本书。

虽然笔记本电脑有自动保存的功能，我还是去了商店进行咨询，但任何一个专业人员都没能帮我恢复那些不见了的内容。它们就这样没有了，我当时心烦意乱，很沮丧，想要放弃写作。而幸运的是，我的妻子理智地劝服了我，引导我继续写作。著名的篮球教练约翰·伍顿曾说过："从你的朋友可以看到你的未来。"我很幸运拥有一位富有爱心的妻子，并结识了一位善良且有耐心的编辑，他们给予我鼓励和支持，让我完成了这本书。如果没有他们，你和我就不可能在一起进行这次瑜伽的旅程。

所以，这就是生活，我们都会经历这种丢失某些东西的感受。当然，失去亲人远远比失去一个实体物件或100页书稿内容更让人崩溃，但这就是我们身为人类所要承受的。而阴瑜伽练习可以帮助我们找到真正的自己，还可以给我们带来智慧，让我们变得坚定。

很多时候，生活中无法避免的挑战咄咄逼人，孤立与孤独随之而来，但身边那些积极的人会时刻给予我们支持。有时我们会在绝望的黑暗中迷失自己，尤其是在悲剧发生时。然而，朋友和亲人会帮助我们，带领我们回到光明。有时我们只需要去聆听他人的故事，那些关于如何克服挑战的故事就像一个完美的礼物，会告诉我们总会有方法走出困境，回归正常生活。其他人苦苦挣扎的故事提醒着我们自己并不是一个失败者，因为每个人都会遇到困境。

停顿和自由

停顿掌握着力量，既有身体力量也有精神力量。自由存在的地方就是停顿的地方。停顿会给我们带来空间，能让我们观察自己的经历。没有停顿，我们只会被那些家庭和文化传递给我们的过往束缚，被我们的大脑消极的部分拖累，这让我们不顾其他，仅从单一的视角去思考。

但是就像下面的故事那样，我们能做的远远超过这些。一个曾上过战场的军人退伍后患上了创伤后应激综合征，他了解到瑜伽可以帮助他消除恐惧，于是便开始了练习。

在进行了几个月不间断的冥想练习后，某一天，他在一家杂货店里，手里抱着一些选购好的东西，正往快速结账通道去排队。这时一个抱着婴儿的女人插队站在了他前面，此刻，他体内的应激激素快速释放，流入血液中，他能感觉到身体的紧张。他的大脑被各种悲观的想法占据了：这个人为何如此没礼貌？她有孩子不代表她就有插队的权利！而且，那个女人把选购的东西放到付款台时，他发现物品数量显然已经超过了快速结账通道规定的数量。作为一名军人，他习惯于遵守规定。在他的工作环境中，规定意味着生死。他开始数着那个女人要买的货品，并变得越来越生气。那些超出 15 件以外的商品刺激着他，让他变得更加愤怒。他开始心跳加快、体温升高、嘴唇变干、双手冒汗。

而就在此时，冥想发挥出了不可思议的作用，他意识到预示着灾难的生理风暴正在他体内肆虐。他立即停止这些思绪，开始呼吸，抚平了这些不良情绪。他已经掌握了通过调整呼吸来平复思绪的要领，随后，这场内心风暴神奇地从他体内消散了。那一刻，他便从战争创伤中得到了解放，能够开始清晰地看到他面前的美好。

收银员帮插队的顾客抱起孩子，孩子被逗乐了。于是，这位军人开始琢磨：我刚才为什么要生气呢？我又没有在赶时间，即使我是在赶时间，多等两三分钟又有什么损失呢？收银员把孩子交给顾客，女人带着孩子便离开了商店。

就在这几分钟的时间里，这位军人经历了各种情绪，从疑虑到恼怒，再到觉醒。在他付款的时候，他微笑着对收银员说："真是一个漂亮的孩子。"

收银员眼里涌出了泪水，她说："那是我的儿子。他的爸爸在战争中牺牲了。每天我母亲都会带着孩子过来看我一两次。丈夫去世后，我得做两份全职工作支撑家庭，所以我没有太多时间陪伴孩子。他每天来看我的时候是我最快乐的时刻。"

我们永远都不知道别人的故事，永远都无法了解别人面临着怎样的困难。人们总是轻易地下结论并在脑海里编故事，但这通常会成为我们认清事实的障碍。幸运的是，这位军人以他可以信赖的方式让自己保持冷静，使他和那个家庭免受更大的苦难。由此可见，瑜伽的益处远远不止是让身体变得更灵活。

就在前几天，我忙于给两个学习班上课，只有吃晚饭的时候才得闲。我在本地一家健康食品店买了食物，坐在车里"享用"晚餐。正要将米饭、扁豆汤和新鲜蔬菜送入嘴时，我看到一个流浪汉蜷缩在我车子旁边。当时天很黑，他大喊大叫、胡说八道，还不停地撞墙。突然他转过身来，并发现我在看他，然后他跳到我车子前面，眼神蛮横，我们互相盯了对方几秒。

他突然大喊："几点了？"我愣了一下才从他的问题中反应过来，看了看表，小心地回复他："18：50了。"他胡乱地把头转向左边，又转向我，恶狠狠地大叫道："什么？你说什么？"我当时有点害怕了，但这时我的瑜伽练习发挥了作用。尽管我经历过恐惧，但胜过恐惧的是力量和勇气。我开始对我眼前这个人感到深深的同情，我无法帮助他，但是我能感受到那巨大的痛苦，我必须容忍这个受到折磨的人。

在这个新的视角下，我友好地重新回答了他的问题："现在是18：50。"就在那一瞬间，流浪汉的怒气消失了。有那么一会儿，我们共同存在于一个奇妙的状态中，互相有着密切的联系。我们是两个人，在一个平面上，共享着这个奇特却美妙的时刻。他的眼里闪烁出光芒，脸上露出一丝微笑，于是我以温暖的笑容作为回复。这个瞬间变得美丽的男人温和地对我说："谢谢你。"

短暂停顿后，他温和地问我："你愿意跟我一起去塔可钟一家快餐连锁餐厅那里共进晚餐吗？"我当时有些不知所措，从没有人邀请过我去塔可钟吃晚餐。我平复了下心情，回答道："谢谢你的好意，但是我得去工作了。"我们挥手道别，在分别的路上我不禁想：这个男人看上去很孤独，他需要朋友，需要一个能和他在塔可钟共进晚餐的朋友。我们从瑜伽练习中获得的同情心富有巨大的力量，这份同情心能够在这种微妙的时刻将生活的痛苦转变成幸福和美好。

看到曙光

在某些方面，我们都是不同的。我们有着不一样的身体、性别、年龄和国籍等，还有着不同的人生经历。尽管如此，从另一个方面来说，我们又都是一样的。

　　或许在人类开始以集体的方式看待自己，而不是将自己看作个体之时，思想就发生了大的转变。我们需要从身体、思想和内心3个方面发生改变，才能实现深层次的治愈。猜猜看，什么事情能做到这一点？没错，是瑜伽练习。

　　当练习阴瑜伽体式时，蕴藏在结缔组织深处和内心深处的感受、记忆和情感都会浮出表面，有时恐惧感也会随之而来。事实上，很多时候我们痛苦是因为自己受困于恐惧。某些传统思想将其称为身体的恐惧。神话学家约瑟夫·坎贝尔毕生致力于书写英雄们的旅程。每个故事中的英雄都必须战胜最大的恐惧，以此成就伟大的自己。约瑟夫·坎贝尔非常诗意地描述道："充满恐惧的洞穴中，隐藏着你要寻找的宝藏。"要突破自己，成为自己应有的样子，必须去认清和处理好恐惧。当然，这并不简单，这就是为什么很多人都在忙忙碌碌地生活。但他们宁愿置之不理或麻木自闭，也不愿面对令人不悦的想法和状况。

学会放手

　　我的冥想教师杰克·康菲尔德曾说过："恐惧往往是屏住呼吸时的激烈感。"某些时候，我们必须勇敢地让自己完全沉浸在呼气上，让自己学会放手，放开恐惧，放开愤怒，放开悲伤。只有放下这些，才能获得深层次的领悟。下面向大家分享的故事就说明了这一点。

　　一个男人致信美国国家税务局，以下是信的内容。

> 尊敬的美国国家税务局：
> 　　过去几个月里我没有睡过一个安稳觉。突然失眠的原因是我谎报了税务报表。随函附上2000美元的支票。
> 　　此外，如果我依旧失眠的话，随后再寄给你们剩余未缴部分的支票。

　　这是一则非常有趣的事件，能一睹人们的内心状态，即让我放手，以便我不再怀有罪恶感。但问题是为什么不写一张全额的支票结清欠款，然后完全放手呢？冥想教师曾说："如果你放手一点点，你就会有一点点空间；如果你放手很多，你就会有很多的空间；如果你完全放手，你就会得到完全的平和和自由。"（Kornfield & Bretier，1985，73）。

　　你永远都有这样的选择权利。你能够在今天就做出选择，去决定明天的命运。不管以前的挑战如何，永远不要低估当下的力量。改变你的思想和信念，保持清晰

喂狼

美国有一则传统故事。某个夜晚，一位祖父带着两个孙子坐在篝火旁。月亮照亮了整个天空，篝火烧得木柴噼啪作响，祖父开始讲两只狼搏斗的故事。那不仅仅是一场搏斗，更像是一场史诗般的战役。祖父解释道：一只狼象征着小我，代表愤怒、恐惧、愧疚、愤懑、嫉妒和无知；另一只狼则象征着意志，代表爱、勇气、善良、慷慨和智慧。孩子问祖父："哪只狼赢了呢？"祖父回答道："你喂得最多的那只。"

每次站在瑜伽垫上，每次坐下冥想，你都是在喂那只象征意志的狼。练习瑜伽的次数越多，将练习结合实际的次数越多，那只象征意志的狼就会更加强壮。你喂养的狼越强大，那只饥饿的狼就会变得越虚弱。那么，你一直在喂哪只狼呢？对自己诚实些，问问自己：我一直在喂哪只狼？如果你还没有开始喂过那只"意志之狼"，那么，请从现在开始，从内心深处开始做出转变。我相信你能做到。

一旦那只象征意志的狼变得强壮，你便能够更向前迈进一步，从而会开始喂养你身边那些人的象征意志的狼。喂养你的孩子、家人、同事、社区成员、陌生人，特别是敌人的那只象征意志的狼。这就是瑜伽的运作原理——当你改变了内在的环境，外在的环境也会随之改变。

尽管这并不容易，有时会成功，有时会失败，但没关系，不需要担心做不到完美，因为不完美编织了人类生活的外衣。如果想让某些东西变得完美，你就需要努力让自己的同情心变完美、让自己的爱变完美。

的意识去行动，你可以改变自己的人生，甚至可以改变世界！

空间的馈赠

当你丢失了自己的空间，负能量会将你消耗殆尽，你会被迂回曲折的生活牵绊。这就是为什么练习瑜伽如此至关重要，它能帮助我们增加身体、思想和内心的空间。这不就是练完瑜伽后感觉很好的原因吗？用水和盐做一个比喻，想象自己有一勺代表着消极的盐，如果把这勺盐倒在一杯水中，这杯水就会被消极污染。然而，如果把同样一勺盐倒入无比广阔的湖水中，宽广的湖水很快就能把盐溶解，而湖水却依然清澈。

练习阴瑜伽会将你的整个生活变得无比宽广，你不会再纠结于小事，不会那么频繁地抱怨孩子和爱人。

你是否因为忙碌于得到什么，而错过了许多令人惊喜的礼物？著名的环保主义者和生态学家乔安娜·梅西曾说："存活于这样一个美丽且运行良好的宇宙中，能够以感官去感知它，以肺部去呼吸，以身体的各个器官去吸收营养，这真是一个妙不可言的奇迹。"

最近，我和两个孩子在某天早上去了海滩。女儿在离海岸较远处冲浪，另一个小家伙和我在沙滩上玩耍，我们的一半身体在水中，一半身体在沙滩上。我们旁边来了一家人，正在摆放他们的东西。这家人中有一对老人，大概80多岁，也可能已经90岁了，还有一对五六十岁的夫妇，他们搀扶着那对老人。不像其他人那样，他们没有带在海滩上玩耍的必备品，没有带椅子、遮阳伞、毛毯，甚至没带一条毛巾。那对离我们很近的老夫妇在水里蹒跚而行，但仍穿着裤子和汗衫，很明显他们并不富裕。在阳光明媚的7月，这家人成功地吸引了海滩上所有人的目光。老人驼着背，膝关节也十分僵硬。我想他肯定一生中1秒都没有练习过瑜伽。因为他身体虚弱，中年男子搀扶着他走进水里的时候，我一直担心他的安全。果然，一个海浪袭来，把这位老人扑倒了。我顿时屏住了呼吸，看着那位老人摔倒后的表情。原本以为他会被抬到安全区域去，但令人吃惊的是这位老人突然大笑起来，笑声传遍了整个海滩，于是我发现，他不仅没有海滩度假的必备装备，而且连牙齿也掉光了。

被浪冲倒，站起身来，开怀地大笑，整个过程都那么赋有感染力。这个乐观的老人和他的家人为所有人带来了一份特殊的礼物。他教会了我们在被生活击倒时要笑着面对它，随后爬起来。他教会了我们真正的幸福不是拥有许多东西（老人甚至连牙齿都没有！），幸福来自我们与身边人的关系。他有妻子和孩子，这就是他的世界。他还教会了我们无论年龄有多大，快乐总是存在于当下。

这家人的快乐是那样富有感染力，他们欢乐的光芒照射在整个海滩。我和小儿子在海滩上玩耍，摔倒的时候越多，我们笑得越开心。在海上冲浪的女儿遇到了一波大浪，还有几只海豚在圣塔莫尼卡海滩附近游泳。在那一刻，我们都感到很开心。

最后的致辞

在整装完毕之际，我想感谢大家加入这次阴瑜伽之旅。采用那些有效的，并放弃那些没用的。尽管我一直练习各式瑜伽，但我的看法依然很有限。我相信有很多专家对我们所探索的主题有着更深入的了解，但是我想跟大家分享我的经验。我明白我的经历是有限的。我希望将我的经验结合本书中的历史、知识、科学、对话、练习、故事和引述，为大家带来超越书本知识的内容。这就是为什么我要求编辑将这本书取名 *A Journey Into Yin Yoga*。我想要为大家带来一个可以创造自我智慧的环境。希望你的阴瑜伽练习总会引导着你前行。

特拉维斯·艾略特

个人旅程

布赖恩·凯斯特

布赖恩·凯斯特从 15 岁便开始练习瑜伽，至今从未间断过。他是一名拥有 30 年瑜伽经验的教练，还是力量瑜伽的创始人。他创造了一项练习，这项练习能对身体、思绪和精神进行独特的锻炼。他还是世界著名的圣塔莫尼卡力量瑜伽馆的拥有者。

特拉维斯：首先我想说，我的第一次阴瑜伽体验就是在你闻名世界的 LSD 课上进行的。你可以给那些不熟悉 LSD 的人解释一下 LSD 是什么意思吗？

布赖恩·凯斯特：LSD 是指延长、缓慢和深入，以这 3 个单词的英文首字母命名，作为对课程的一种描述。首先是延长，其次要缓慢，最后是深入。

特拉维斯：LSD 有什么来历呢？

布赖恩·凯斯特：我在骑山地车的时候摔伤了肩部，但我仍然想练瑜伽，所以我将双腿分开，然后向前倾，躺在地板上。我一直保持着这个姿势，LSD 便是由此得来。我就那样进行着练习，大概有两三个小时吧。完成练习的时候，老实说，我一生都没感受过像那次练习之后的那种"飘飘然"的感觉。我知道我当时到达了一个很神奇的境界。这先于阴瑜伽，不管是谁发明了阴瑜伽，但在那个时候都尚未传开。当时也没有人听说过阴瑜伽。而现在阴瑜伽能带来特别多的益处，成了一项非常受欢迎的练习。

特拉维斯：作为旅居世界各地的瑜伽教练之一，你是否认为人们对阴瑜伽有更大的需求？

布赖恩·凯斯特：当然是的。阴瑜伽现在已同其他受欢迎的瑜伽旗鼓相当。你跟健身房管理者聊天的时候，他们会告诉你健身房已经开设了阴瑜伽的课程。毫无疑问，阴瑜伽已席卷了瑜伽世界。

它就这样存在着，让人们从中获取益处，并让人们喜欢它。"我们最需要做的就是慢下来。"对此，你能轻易地进行反驳："不对！我不想慢下来，因为一旦我慢下来，我就会感受到自己非常紧张，那很不舒服。我会感到焦虑、紧张和烦躁。我不想有这些感受，我只想做快速的瑜伽。"所以，争论的焦点在于忙碌的人是否需要做缓慢的瑜伽去平衡忙碌感。阴瑜伽练习更侧重于培养健康的状态，而不是填补空虚。这是很重要的，因为恐惧支配着空虚。几乎所有因恐惧而做出的行为，都不会得到好的结果。

特拉维斯：你最喜欢的阴瑜伽体式是什么？

布赖恩·凯斯特：有两个体式出现在我的脑海里，一个是 10 分钟的前弯体式（毛毛虫式），做这个体式时你可能会看不到我，另外一个是简易双鸽式（单盘前屈伸展式）。

特拉维斯：你有最不喜欢的阴瑜伽体式吗？

布赖恩·凯斯特：可以说有，也可以说没有。实际上是没有，因为你能够随时调节到适合自己的体式。但是练习蛙式确实很残酷！

特拉维斯：我知道你特别喜欢李小龙。那么，你喜欢李小龙的哪一句名言呢？

布赖恩·凯斯特："朋友，让自己变得和水一样吧！"这是他的一句引述，意思是要顺其自然，而不是让某些事物成为自己的阻碍。如果你固执于一点，你就隔绝了周围那些所有向你敞开的事物。我听说他把现代拳击技术引入了功夫中，很多人都因为他违背传统而指责他，但现在他被奉为革新者。瑜伽已经进化发展了 4000~6000 年了，它不应该停止演变。任何阅读这本书的人都是演变的一部分。所以，我们要鼓励人们发挥创造力，要相信他们的独特性，并促进这种独特性发展。

参考文献

Alter, M. 2004. *The Science of Flexibility*. Champaign, IL: Human Kinetics.

American Cancer Society. 2016. Lifetime Risk of Developing or Dying From Cancer. Accessed August 30, 2016.

Avison, J.S. 2015. Yoga *Fascia Anatomy and Movement*. Edinburgh, Scotland: Handspring.

Beinfield, H., and Korngold, E. 1991. *Between Heaven and Earth*. New York, NY: Random House.

Benson, H. 2000. *The Relaxation Response*. New York, NY: Harper Collins.

Birney, B. 2016. "Joint Hypermobility Syndrome: Yoga's Enigmatic Epidemic?"Yoga International. Accessed February 20, 2018.

Brook, J. 2010. *The Spinechecker's Manifesto*. Los Angeles, CA: Centaur Wis- dom.

Centers for Disease Control and Prevention. 2016a. High Blood Pressure Fact Sheet. Accessed August 30, 2016.

Centers for Disease Control and Prevention. 2016b. Women and Heart Dis- ease Fact Sheet. Accessed August 30, 2016.

Clark, B. 2012. *The Complete Guide to Yin Yoga*. Ashland, OR: White Cloud Press.

Clark, B. 2007. *Yinsights: A Journey into the Philosophy and Practice of Yin* Yoga. Createspace.

Choen, S., Janicki-Deverts, D., and Miller, G.E. 2007. "Psychological Stress and Disease." *Journal of the American Medical Association* 298 （14）: 1605-1722.

Cowan, T. 2014. "What's the Real Cause of Heart Attacks?." Last modified May 20, 2014.

Cruikshank, T. 2015. *Chinese Medicine and Myofascial Release Manual*. Yoga Medicine.

Davidji. 2015. *destressifying*. Carlsbad, CA: Hay House.

Galitzer, M., and Trivieri, L. 2016. *A New Calm*. Columbus, OH: Gatekeeper.

Galitzer, M. and Trivieri, L. 2015. *Outstanding Health*. Los Angeles, CA: AHI. Grilley, P. 2012. *Yin Yoga: Principles and Practice*. Ashland, OR: White Cloud Press.

Guimberteau, J., and Armstrong, C. 2015. *Architecture of Human Living Fascia*. Edinburgh, Scotland: Handspring.

Herman, J. 2013. *Taoism for Dummies*. Mississauga, ON, Canada: John Wiley and Sons.

Iyengar, B.K.S. 2005. *Light on Life*. Emmaus, PA: Rodale.

Kaminoff, L. 2007. *Yoga Anatomy*. Champaign, IL: Human Kinetics.

Kaptchuk, T. 2000. *The Web That Has No Weaver*. Chicago, IL: Contemporary.

Kharrazian, D. 2013. *Why Isn't My Brain Working?* Carlsbad, CA: Elephant Press.

Kishi, T. 2012. "Heart Failure as an Autonomic Nervous System Dysfunction," *Journal of Cardiology* (March 2012): 117-122

Kornfield, J. 2017. *No Time Like the Present*. New York, NY: Simon and Schuster.

Kornfield, Jack and Paul Bretier, comps. 1985. *A Still Forrest Pool: The Insight Meditation of Achaan Chah*. Wheaton, IL: Quest Books.

Lipton, B. 2005. *The Biology of Belief*. Carlsbad, CA: Hay House, Inc.

Macy, Joanna. 2003. *World as Lover, World As Self: Courage for Global Justice and Ecological Renewal*. Berkley, CA: Parallax Press.

Mitchell, Stephen. 2006. *Tao Te Ching*. New York, NY: Harper Collins.

Muktibodhananda, S. 1998. *Hatha Yoga Pradipika*. Bihar, India: Yoga Publications Trust.

Myers, T. 2014. *Anatomy Trains*. Edinburg, Scotland: Churchill Livingstone.

Olshansky, B. 2008. "Parasympathetic Nervous System and Heart Failure: Pathophysiology and Potential Implications for Therapy." *Circulation* 118 (August 19): 863-71.

Oschman, J.L. 2016. *Energy Medicine*. New York, NY: Elsevier.

Powers, S. 2008. Insight Yoga. Boulder, CO: Shambhala.

Rosen, R. 2002. *The Yoga of Breath*. Boston, MA: Shambhala Publications.

Saraswati, S.S. 1996. *Asana Pranayama Mudra Bandha*. Bihar, India: Yoga Publications Trust.

Talbott, S. 2002. *The Cortisol Connection*. Alameda, CA: Hunter House.

Williams, P.L. 1995. *Gray's Anatomy*. 38th Ed. Edinburgh, Scotland: Churchill Livingstone.

Wong, E. 2011. Taoism: An Essential Guide. Boston, MA: Shambhala. Wooden, J. 2016. "The Tony Robbins Podcast – The Legendary John Wood-en," interview by Tony Robbins, podcast audio, October 13, 2016.

Zukov, G. 1979. *The Dancing Wu Li Masters: An Overview of the New Physics*. New York: William Morrow and Company.

作者简介

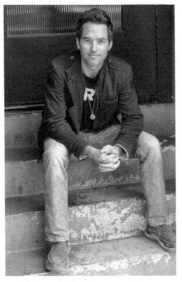

照片由 michaeljameswong 提供。

特拉维斯·艾略特是世界著名的瑜伽教练、冥想教师、Kirtan 音乐家。他是 Inner Domain Media 的首席执行官，是整体瑜伽流教练培训导师，也是多所大型综合性大学的教职人员。特拉维斯·艾略特在全世界范围的讲习班上讲授他本人标志性的整体瑜伽流课程，他的课程充满着热情活跃的张力，激励着许多当代顶级的运动员、各界名流和演艺界人士。

特拉维斯·艾略特是 *The Ultimate Yogi* 教学视频的作者，也是 *Yoga 30 for 30* 教学视频的作者之一，并参与了其他诸多畅销的瑜伽视频的制作。他是现代综合瑜伽书 *Holistic Yoga Flow: The Path of Practice* 的合著者之一。他备受好评的颂歌专辑 *The Meaning of Soul*，首次面世便在 iTunes 世界音乐排行榜中位列第三。作为瑜伽认证联盟的 E-RYT500 导师之一，*Yoga Journal*、*LA Yoga*、*Ayurveda and Health*、*Mantra*、*Conscious Lifestyle*、*Asana Journal*、*Self*、*Fitness Trainer*、*Access Hollywood* 和 *Huffington Post* 等均对特拉维斯·艾略特进行过采访。

译者简介

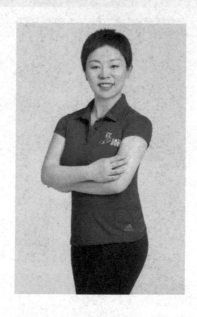

王杨精通古典瑜伽及现代瑜伽，是普拉提大师，拥有资深的培训经验，17年来一直致力于提升女性健康训练的技术研发及推广。

资质认证
* 美国 ACE-CPT 认证
* 美国 RTS 抗阻力训练国际认证
* 澳大利亚 NETWORK 普拉提垫上及普拉提私人教练国际认证
* 国家级健美操指导员
* 1998 年辽宁省八运会大学生健美操女子单人及混合双人冠军
* 2000 年大连市健美操女子单人及混合双人冠军